健康は住まいがつくる

医者・建築家と描く
超高齢社会の暮らし方処方箋

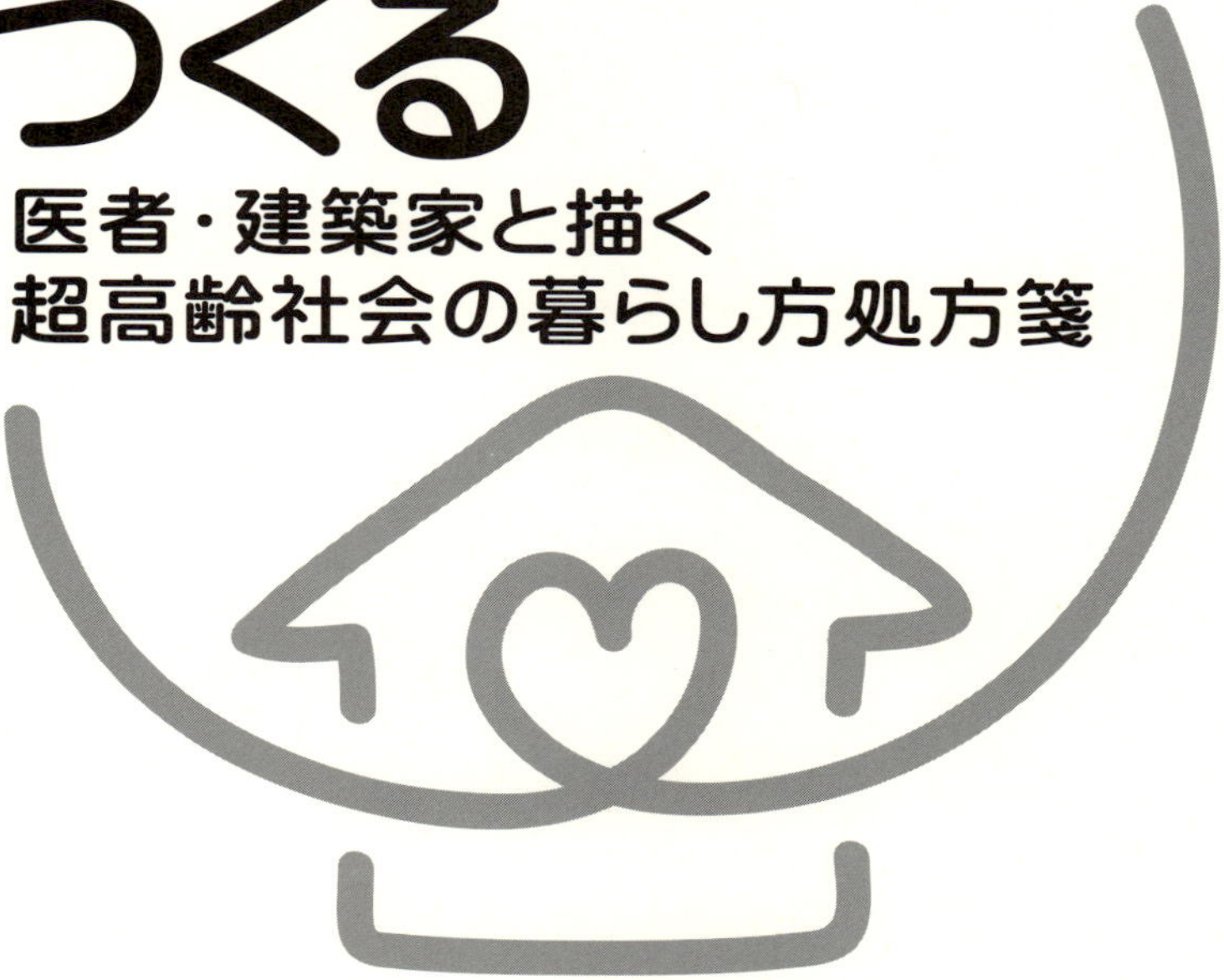

福島県立医科大学名誉教授
医師・一級建築士
田中正敏

彰国社

装丁・中扉・本文イラスト：田中利夫（カナタ・デザイン）
組版：海汐亮太（スタヂオ・ポップ）

はじめに　健康寿命から考える

あなたは五年後、十年後、どこに住んでいますか？

定年後、定年時には安定した暮らしと住まいが確保できますか？

昔は人生五〇年、六〇年といわれていました。今では一〇〇歳人口が年々増え、日本は世界有数の長寿国です。住まいは日々の暮らしの基本で、健康、安全な住まいが求められ、人びとは元気で長生きを願います。

住まいが持ち家であるか、借家か、公営住宅であるかに関わらず、健康を守るのは住む人本人であり、それを支えるのは、住んでいる地域社会、すなわち市・区・町・村です。

住まいを造る建築側も安全で健康的な住まい、家を考えなければなりません。当然、経済性、利便性が大きく関わります。現実には各分野で専門化が進み、分業化が顕著で、家をつくる建築側でも、医療に携わる側でも細分化・専門化が進んでいます。

安全で健康な住まいを作るには、住む人も加わっての家づくりが必要です。家を建てる場合には、敷地と設計図を役所に提出し許可されなければなりません。役所では法律、規則に合っているかを見て許認可します。経済面が優先されると、規則ギリギリのところで危ない住まいとなってしまうこともあります。

昔は地元の木材や石材など自然の建材を使い、人に違和感を与えない材料での建物でした。今では輸入材やプラスチック、石油系からの化学物質や断熱材などの工業製品の建築部材が多く使われています。人によっては、アレルギーや過敏反応を起こします。またこれらの建材の使用や量を誤ると、医療の医薬品と同様に大問題となります。

建物での近年の大問題が、アスベスト（石綿）です。かつては理科の実験で石綿金網にフラスコをのせてガスバーナーで熱を加え、耐熱材として使われて身近なものでした。安全に管理されていれば問題はありませんでした。この材料は多くの分野で耐火・断熱性というその特性と安価なことから便利に使われるようになってきました。たとえば鉄道の停車場やプラットフォームの屋根などにむき出しで使用していました。これを管理、修理もされないままに古くなってくると、繊維が空気中に飛散し、健康への影響が出てきます。医学・健康面では以前から肺の病気、石綿肺として問題視されていました。

アスベストは、その特性により建築材料や他の産業分野にも用途が拡大して使用量も膨大となりましたが、健康被害については問題にされませんでした。そうした中で肺疾患、肺癌を起こすことが知れ渡り先進諸国では製造禁止になり、日本でも暫時、使用中止となりました。

原子力発電（原発）もある意味で同じことがいえます。日常生活での電気エネルギーの素は、以前には水力発電によるものが主でした。それがコンパクトで長時間のエネルギー源として有用な原発が原子力潜水艦で使用されると、エネルギー需要の増した電力会社に取り入れられました。各国で建設され、原発の数にすると断トツのアメリカ、そしてフランス、次いで日本です。安全で安価であるとの事で、普及、拡大してきました。

福島の原発事故を契機に、ヨーロッパの各国で原発使用の見直しが行なわれています。そして原発から取り出されたプルトニウム、使用済み核燃料は、用途を変えると兵器にもなり、重大性、規模の大きさから世界の注視の的となっています。

住まいでは省エネルギーの面から、高気密・高断熱化が推進されています。しかし、人は常に新鮮な空気を必要とし、絶えず呼吸により酸素を吸い二酸化炭素（炭酸ガス）を吐き出し、狭い居住空間では周りの空気を汚します。人のいない倉庫などでは、高気密・高断熱の空間は推奨、推進されるべきで、また換気設備のしっかりと整った建物であれば問題は少ないと思われますが、一般の住宅の室内空間において、高気密住宅は使用を誤ると一酸化炭素による急性中毒やシックハウス、シックビル症候群になるなど、健康・安全とは真逆の結果になり、健康面への配慮が必要です。

医療の面では、結核は昭和中期までは不治の病、国民病とされましたが、抗生物質により激減しています。今では脳卒中や心疾患、高血圧の多くも環境や生活習慣、住宅の改善により予防が可能です。超高齢社会の長生きは、病院通いで寿命を延ばすのではなく、目指すは元気で活動的に長生きする健康寿命です。健康寿命が延び、寿命と健康寿命の差が無くなる「ピンピン長生きし、天命、寿命でコロリと……」は、高齢者が望むことでしょう。

目次

第四章 健康寿命をのばす仕組みづくり —— 169

第一章　健康は住まいがつくる

むすぶ

1　定年時にはローンなしの自宅を

居場所の確保からはじまる

高齢社会の住まい、健康に重要な要素である住宅、居場所の確保はこれからの人生において最も大切です。人は成長し、社会で活動し、やがて老化、こうした一生で、環境は健康に生活に大きく影響します。環境の第一は、多くの時を自宅で過ごし、安らぎの空間、安眠を得る住まいです。特に高齢者は一日の多くの時間を住まいで過ごします。日々の暮らし、住まいの状況、そして、変化する住まい、集う家族も大家族から核家族化し、高齢者は一人暮らしや夫婦のみの住まいが多くなっています。人の寿命は長寿化している一方で、住んでいる住まいには住宅の寿命があります。

人の寿命が長い年月の間に次第に長寿化してきたイギリスやフィンランドなどの北欧

諸国、先進的な高齢社会では、安心の住まい、居住福祉の考えがあります。特に、フィンランドは高福祉・高負担の国です。医療・福祉、そして、教育に人びとの負担は少なく、人びととの蓄財、貯金は少なくても不安がなく、代わって消費税が非常に高い、いわば現役世代による租税方式です。日本は次世代への負担となる社会保険方式、借金、国債で真逆の社会状況です。

ヨーロッパの先進国からは、日本の住宅は、狭く「ウサギ小屋」とされています。終戦時には、空襲で焼け野原となった都市、そして、引揚者などで圧倒的な住宅不足でした。戦後の住宅不足の中でハウスメーカーによる住宅の工業化による新建材を多用したプレハブ住宅化が進み、都市ではマンション、コンクリートによる集合住宅が促進され、土地の有効利用から高層化され、一般の住宅地では敷地面積の限られた住まいが密集化しています。

近年の年々の新築住宅の竣工により、急速に全国的に住宅が余り、特に地方では人口の大都市への人口集中により、空き家が問題となっています。空き家は放置しておくと、建物の寿命は確実に短くなります。人びとの寿命と共に建物の寿命についても考えなければなりません。

医療の分野では、よくサジ加減といわれます。薬も分量や用途を誤ると、毒になり命をも奪います。普段の生活、住まいで不可欠の水と空気にも、飲料水も飲み過ぎると体内でのバランスを崩して水中毒になり、また病院の保育器で新生児に高濃度の酸素を与えすぎると酸素中毒で失明の危険があります。過ぎたるは猶及ばざるが如しです。

建築においても、アスベストやエネルギー源の原発などの問題があります。管理が十分で、安全優先であれば、さほど問題にならないことでも、経済優先に走り、大量生産に走り、用途を限りなく広げる、あるいは使用を変えると世の中、世界をも揺るがす大問題になってしまいます。

身近な建物の問題では、換気装置の整ったビルなどでは推奨される高断熱・高気密も、一般の住宅の場合には、健康・経済面から考えなければなりません。服装にも四季折々の装いが必要で、住宅についても高気密化は冬に優先されるべきで、春、秋には季節、地域の風土に応じた住まい方が望まれます。夏には軒先やベランダに朝顔やゴーヤーなどでグリーンカーテンを育て太陽光を防ぐ暑さ対策です。風雨の時には雨仕舞い、暴風の多い地域では雨戸を閉め、雪国では雪囲いなどの吹雪対策、道路には吹きだまりや融雪の対策など、地域や季節に応じた対応が欠かせません。

社会に出てどこに住むか、持ち家か賃貸住宅か、核家族世帯か大家族世帯か、職業など、住まいにはいろいろの要因が関係します。現代社会では核家族化し、職業も自分で進みたい道を選択するのが基本にあります。会社勤めの場合は、寮やアパート、転勤があり、賃貸住宅が一般的です。結婚し、子どもが出来、将来的な展望が見えてくると、自分の住まい、持ち家を考えます。

その際には、一家の収入、支出を考え、家の月々の賃貸料金、家のローンなどを勘案します。国土交通省の調査で、戸建て住宅を取得した人の平均年齢は三九歳、マンションの場合には四三歳、中古マンションで四六歳とあります。定年を六五歳とすれば、定年までの期間は二六年から一九年です。その間、利息を含めかなりのローンとなります。ローンを退職金で、あるいは年金でと考えている人も多いと思います。しかし、このご時世、十年先は不安、確かなことは分かりません。公務員などの場合はある程度安定しているとも言えますが、不祥事や病気などの場合にはどうなるか分からないご時世です。

年金の受給年齢が六〇歳から六五歳に、さらには七〇歳へと繰り上げられることもあります。超高齢社会にあって今後は、年金の受給金額は増えることはなく、減ることは確かです。年金が目減りし収入が激減し、そこに住宅ローンが重なれば、返済が滞り、持ち家も差し押さえられ、家を失う危険性があります。

定年時にはローンなしの自宅を持つべきです。ローンは五年くらいを目安に考えて、場合によっては、新築ではなく中古住宅、マンションにも配慮してはと思います。地域によっては空き家が多くなっており、自治体などが対策に乗り出しているところもあります。国の財政が厳しいなかで、国が一〇〇年先まで約束できるとする年金を鵜呑みにすることは出来ません。十年先のことは分かりません。

健康に不安のある高齢者用の公的な老人ホームに特別養護老人ホーム（特養）があります。近年は、入居待ちの待機者が多く、それも高齢化により増加傾向がみられます。そうした中で私的な有料老人ホームが各地に多く建設され、トラブルも聞かれます。有料老人ホームへの入居には入居一時金を全額前払い、その後は月々住居費や管理費などの支払いとなるのが一般的です。大体は一時金を退職金で支払い、月額の支払いは年金を充てるようになるのが一般的です。将来的には年々の年金が減り、月額利用料が増える傾向にあります。公的な施設ならばある程度の補助制度も考えられますが、有料老人ホームの場合には滞納したら退去となる場合があり、終の棲家としては不安です。

やはり定年時までには自分の家を持ち、家族が独立し家が広ければ、地域によっては学生などに間貸しする、あるいはリフォームをするなど余裕をもった将来設計が考えられます。リフォームのためにも初めから廊下や階段は幅広にし、手すりを付けて、かつ車いすも通れるくらいのスペースを取っておく配慮が必要です。

家の購入時には経済面を優先しがちですが、将来のことを考え、これからの高齢者用の住まいとしてリフォームしやすい家を考え、敷地面積も余裕が欲しいものです。庭に植物を育てることも、地域によっては自動車用のスペースも必要です。十年先、住んでいる街、町がどのようになるのか、ある程度の見極めも必要です。

生活の基本は住・衣・食

住まいは、人間を暑さや寒さ、雨、風などの自然の厳しい環境から守り、安全で健康的な生活をおくれるようでなければなりません。こうした住まいの行政は、戦前には厚生省で住居衛生やその他、住居問題を取り扱っていましたが、戦後は主として建設省で扱うようになり、今では国土交通省の所管となって、厚生労働省では住宅衛生に関しての直接的な関与は薄くなっています。

建物が各人により無計画に建てられると、建物の高さによる日照問題や密集市街地での防火など環境悪化をまねき、法的規制が必要となります。都市計画法では総合的に整備、開発、保全する必要のある都市計画区域を指定し、その区域をさらに市街化区域と市街化を抑制する市街化調整区域に区分しています。また用途地域・地区を定め、目的によって建築物に制限をかけています。

昭和二五年に公布された建築基準法は建築物の敷地、構造、設備および用途等に関する最低限の基準を定め、国民の生命、健康、財産を保護し、最終的には公共の福祉の増進に役立つことを目的としています。最近ではシックハウス問題からの大改正が行なわれ、建物の換気やホルムアルデヒドなどの化学物質に関しての建材の使用制限などの事項が加えられました。

住居や敷地が狭い場合には、日照や通風も悪くなります。建ぺい率は建物の建築面積（一般的には一階の床面積）の敷地面積に対する割合で、住居地域では六〇％以下、商業地域では八〇％以下というように用途地域によって規制が異なります。容積率は建物の延べ床面積の敷地面積に対する割合で、階高と敷地との関係です。都市部では容積率は一般的に大きく、高層ビル、マンションが建てられています。

住居の広さは、地域、地価、経済、家族構成など種々の要因によって影響されます。近年は都市部の住居面積は狭く、都心部における住宅の住居面積はさらに狭く、田舎の住宅に比べ余裕、ゆとりが少なくなっています。

都会での生活は、忙しく時間がない、ゆっくり話し合える仲間がいない、無いない尽くしで、住まいの空間は狭く、都市の三つの間抜け（仲間、時間、空間の間）といわれます。若い人にとっては合理的で利便性に富んではいるものの、生活に潤いがないといわれます。働きづめで寝る時間もなく、ストレスが溜まって疲労困憊《こんぱい》に陥り、メンタルケアを必要とする状態にもなります。安全で健康的な住まいで、地域の良い環境のもと、良い生活習慣を身につけ、生活の基盤を創ることが必要です。

衣服は、住と密接に関係します。衣服なしの裸では家の外で生活はできません。アンデルセンの童話「裸の王様」は、冷暖房設備完備で換気設備の整ったビルや王宮の中での過ごし方です。最近は夏の省エネルギールックもありますが、時代に応じたファッションや礼儀などで衣服の社会的役割は大切です。

体温は身体の体温機能により約三七℃に保たれ、環境温度により影響を受けます。人が裸で体温を調節ができる室温は二五〜二六℃です。衣服は外部の環境と身体との中間にあって、体温調節に大きな役割を果たしています。衣服内部での温度や湿度は変化し、運動すれば汗ばみ湿度も温度も上がります。衣服は身体に最も身近な温熱環境をつくり、衣服を着て快適と感ずる衣服の最も内層の温度は三一〜三三℃、湿度四〇〜六〇％、気流一〇〜四〇センチ／秒です。こうした衣服の中の小さな気候は、衣服の保温作用や換気作用、汗の蒸発を促し、人体側の反応と総合してなりたっていることが大切です（図1・1）。

衣服に空気を含む性質である含気性は衣服の温かさ、保温性に関係し、含気量が多いほど保温性は大きくなります。羊毛でつくられた衣服の保温性が高いのは、含気量が多いからです。繊維の湿り気で吸湿性や吸水性が高いと、水分を含みやすく、水は熱を伝える伝導度が高いので、水分を多く含む繊維は放熱が進みます。逆に空気の熱伝導度は小さく、空気の熱伝導度を一とすると、水の熱伝導度は約二五倍、皮革は七倍、綿は二・四、羊毛は一・六で、衣服の保温性に関係します。汗などで湿った下着は、熱伝導度が大きくなり冷えやすくなります。

人の動作や作業などの動きで、衣服の繊維は伸び縮みします。衣服の伸縮性が小さいと、動作や関節の動きに抵抗し、動きにくく作業や運動能率に影響します。逆に伸縮性が大きすぎると、筋肉や乳房、お尻などで緊張や防振効果が少なくなります。羊毛やレーヨンなどの伸縮性は大きく、逆に綿や麻などの植物性繊維の伸縮性は小さく、作業や運動によって衣服の使い分けが必要です。

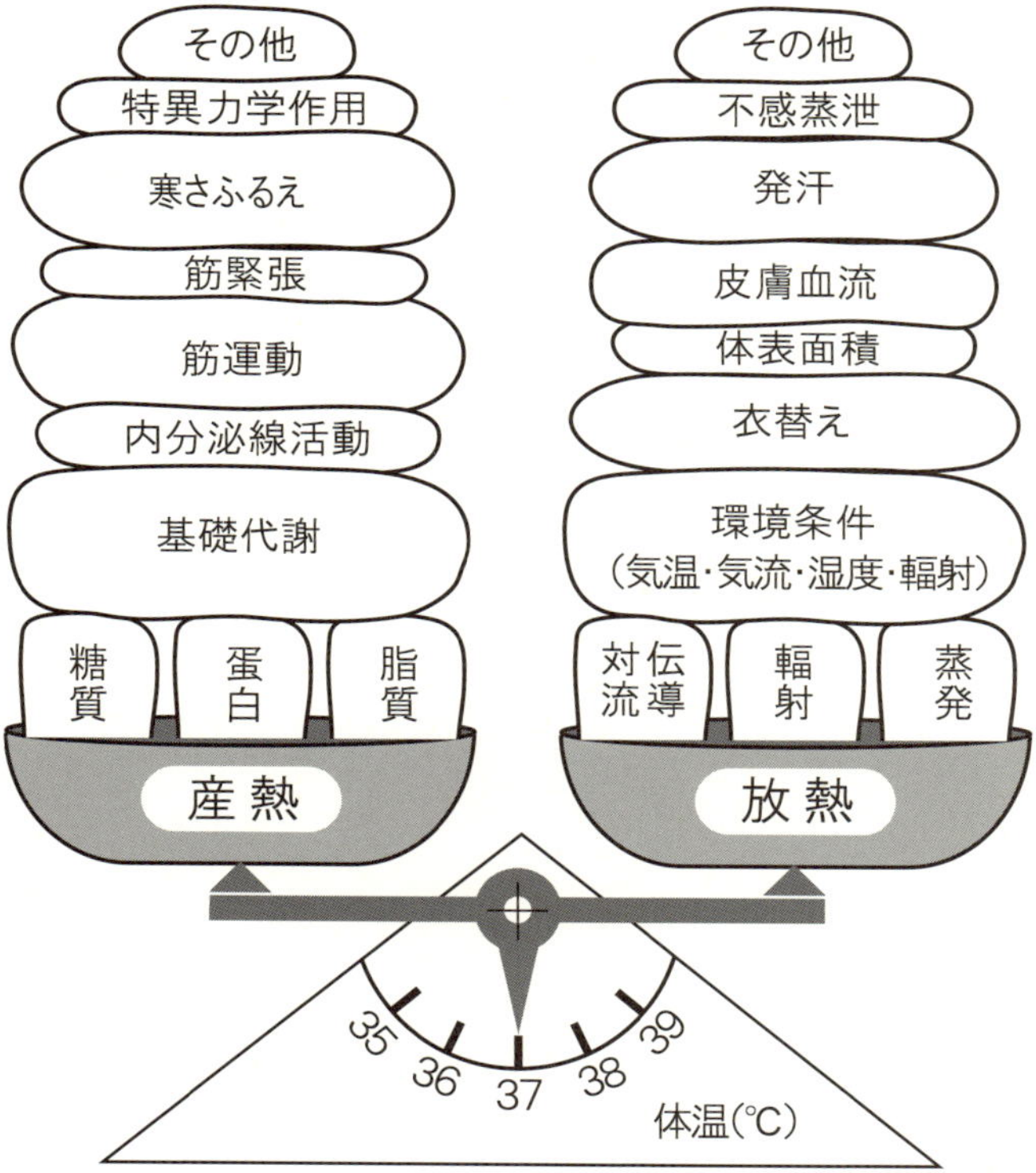

図 1･1　身体の産熱と放熱のバランス

体内では産熱と放熱がバランスのとれた状態で、約 37℃に体温が保たれています。産熱のもとは食物の糖質、脂質、蛋白質です。放熱は外部環境による影響が大きく、暑いときには発汗による放熱が多くなります。

衣服の汚れに静電気、帯電性も関係します。静電気を帯びると反対の荷電を帯びている空気中の塵などを引きつけ、衣服は汚れやすくなります。運動や摩擦により静電気を帯び帯電性が大きくなり、さらに空気が乾燥状態にあると衣服の帯電性は進み、衣服が身体にまとわりつき不快となり、作業にも影響します。

衣服による障害として、コルセットや帯のしめつけによる胸部圧迫により、呼吸を妨げる場合があります。靴や靴下などがきついと足への圧迫により血液循環を妨げます。ハイヒールや靴で足の指の骨が圧迫され、足の親指が変形し外反拇趾になります。

繊維材料や衣料の加工処理に化学物質が使われるようになり、アレルギー性皮膚炎や、粘膜の炎症などが多くみられます。衣服に関係する接触性のアレルギーの原因として、ホルムアルデヒド、フェノール系化合物、金具金属（ニッケル、コバルト、クロム、水銀）などがあります。厚生労働省では樹脂加工剤であるホルムアルデヒドや柔軟剤、防虫剤、防炎剤、防菌・防かび剤に対し規制を行なっています。

汚れた衣服にはそれらを栄養素とする微生物が繁殖しやすく、汗や水分により皮膚が侵されると、そこに真菌が増殖し、足の指の間には水虫、陰部にはインキンタムシなどになります。汗はバクテリアの作用により分解されアンモニアが発生し、悪臭の原因となります。衣服、特に下着は清潔に保ちましょう。

食事は、日々の活動のエネルギーの元、健康に直ぐに影響します。毎日、食事をし、睡眠をとる場所である住まいは、健康状態を持続しサポートします。今は飽食の時代といわれますが、戦後には、食糧不足が続き、配給制度がありました。食糧不足で、国民は栄養失調状態でした。日本の栄養摂取の状況をみると、一九五五（昭和三〇）年ごろまでは摂取栄養素の不足が問題でしたが、その後の急速な経済成長に伴い、食生活は著しく変化し、最近ではむしろ一部の栄養素の過剰摂取が問題とされてきています。この食生活の変化が、病気や死因、人びとの健康状態に大きく影響しています。

配給制度のあった時代に比べ、今では虫歯が多くなり、肥満、糖尿病などが増加し、ネーミングも成人病から生活習慣病に代わりました。塩分摂取も血圧との関係で問題視されています。わが国の全体としての栄養状態は、平均的には良好なものとなっていますが、個々の世帯や個人に関して、食生活を取り巻く環境の変化に伴い、いろいろな問題が起きています。

①生活環境では、自動車社会、社会の機械化、家事の省力化などにより、個人の消費エネルギーが減少し、エネルギーの過剰摂取が健康状態に影響を及ぼしています。

②食事の洋風化に伴い、肉料理、脂肪の摂取量が増加傾向にあります。

③加工食品が出回り、栄養のバランスに偏りのある人が増加しています。

④核家族化が進み、共稼ぎが多くなり、子どもの一人食べ、孤食が多くみられ、食卓を囲んでの家族の団らんが失われる傾向にあります。

朝食は食べていますか？　食べる時間がない。勤めに遅れる。夕食が夜食になり、お腹が空いていないなどで、朝食抜きの人が多くなっています。朝食、ブレック・ファーストは、「空腹を破る」です。朝食でエネルギーを摂り、一日の生活のリズムを創る必要があります。

昼食はいかがでしょうか？　児童、生徒には学校での給食、食育、栄養指導が必要です。職場では昼休み時間に仲間と集い、栄養士が管理した日替わりの食事が望まれます。多忙でも食事はゆっくりと、よく噛んで摂りましょう。医師は外来患者が多く、食事ができないことがあります。腹ペコペコ、エネルギー欠乏状態での診察は、脳のエネルギー不足で誤診にもなります。早飯早食いは、健康維持からも黄色信号、危険です。

夕食は八時ごろまでには済ませ、朝食までの空腹の時間を長くすることは肥満対策になります。夕食が遅くなり夜食になると、睡眠中も胃袋に消化活動を強いることになり消化器、胃腸は過重労働で、健康に赤信号で、便秘にもなります。

2 変化を受け止める住まい

加齢のスピード

日本は戦後、医療・医学の進歩、衛生環境、食料事情の改善により、急速に世界一の長寿国となりました。一九六〇年に五・七％であった高齢化率（六五歳以上の高齢者人口の総人口に占める割合）は、二〇一〇年には二三％を超え、この五〇年間で約四倍となっています。高齢化がゆっくりと進んだイギリス、フランスなどのスピードと比べるとその差は歴然で、七五歳以上の後期高齢者人口も二〇〇八年にはすでに一〇％以上を示しています。国の推計では、高齢者人口は二〇二〇年まで増え続け、その後はやや安定するが、総人口が減少するなかで高齢化率はさらに上昇し続けて、二〇五五年には四〇％に達するとされ、超高齢社会です。地域によっては高齢者が五〇％以上の地域も多くなっています（図1・2）。

急速な高齢化に日本では社会的な対応で後追い状況です。少子化、高齢化により、労働人口が減少しているからと、高齢者にきつい無理な仕事を強いる事であっては健康を害し事故に繋がります。運転免許を持っているからといって夜道でのバスの運転は暗い所で視力が低下する高齢者には危険です。社会貢献への意欲のある元気な高齢者は多くいます。体力や能力にあった、そして、ゆとりを持ち仕事

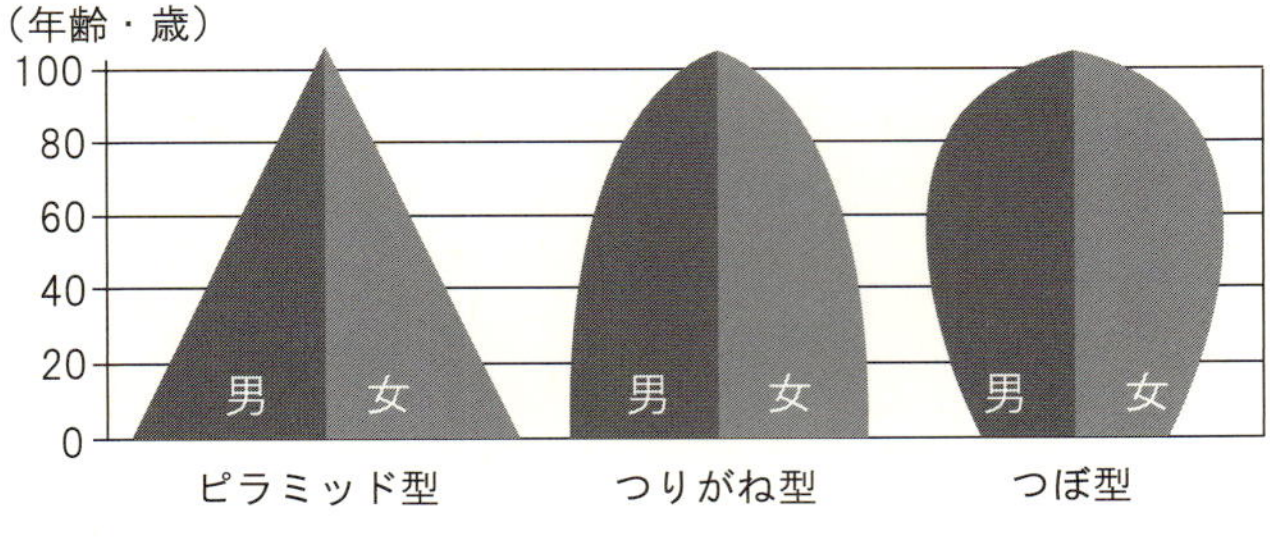

図1・2　人口構成の型

昭和10年頃の日本では乳幼児が多く、高齢者の少ないピラミッド型の人口構成でした。つりがね型は出生率、死亡率ともに低下し、中高年者人口が増加するタイプで、つぼ型はさらに出生率が低下し、人口減少している日本の現状です。

のできる地域での環境が求められます。高齢者の思いを阻む原因として、高齢期に多発する病気とともに、高齢期に生じる種々の心理的、社会的問題があります。高齢者の健康の維持に、福祉、心理、環境、地域の社会体制は欠かせません。

家族の変化、大家族から核家族へ

近年は一人暮らしの単独世帯が増加し、かつてのような三世帯同居などの大家族世帯は減少傾向がみられます。就職や進学で故郷を離れ、一人暮らしとなり、社会に出て、やがて結婚し、世帯を構え、子供が生まれ夫婦と子供の世帯、核家族となります。子供が大人になり独立し、夫婦二人となり、死別し一人暮らしになる、などいろいろなパターンがあります。職業選択の自由や高学歴化から晩婚化などの要因もあり、特に都会では核家族化が進んでいます。

家の家業を継ぎ、祖父・祖母、父母、本人夫婦と子供、孫、典型的な大家族だった田舎での農家の場合には、爺ちゃん、婆ちゃん、母ちゃんの三ちゃん農業、働き手のご主人は勤めに出ているケースも多くみられます。農家に嫁の来手がなく嫁探しが大変で、東南アジア諸国から花嫁を迎えての国際結婚もみられます。

独身の一人暮らし、死別しての一人暮らしなどの単独世帯が多くなり、住居でも晩年の住まい方が社会問題となっています。孤独死、孤立死、アパートなどで死後しばらくして発見されるケースもあり、家主は高齢者の入居を好しとしない風潮もみられます。公的な老人ホームへの入居には長い間「待ち状態」が強いられ、高齢者にとっては厳しい住宅情勢です（図1・3）。

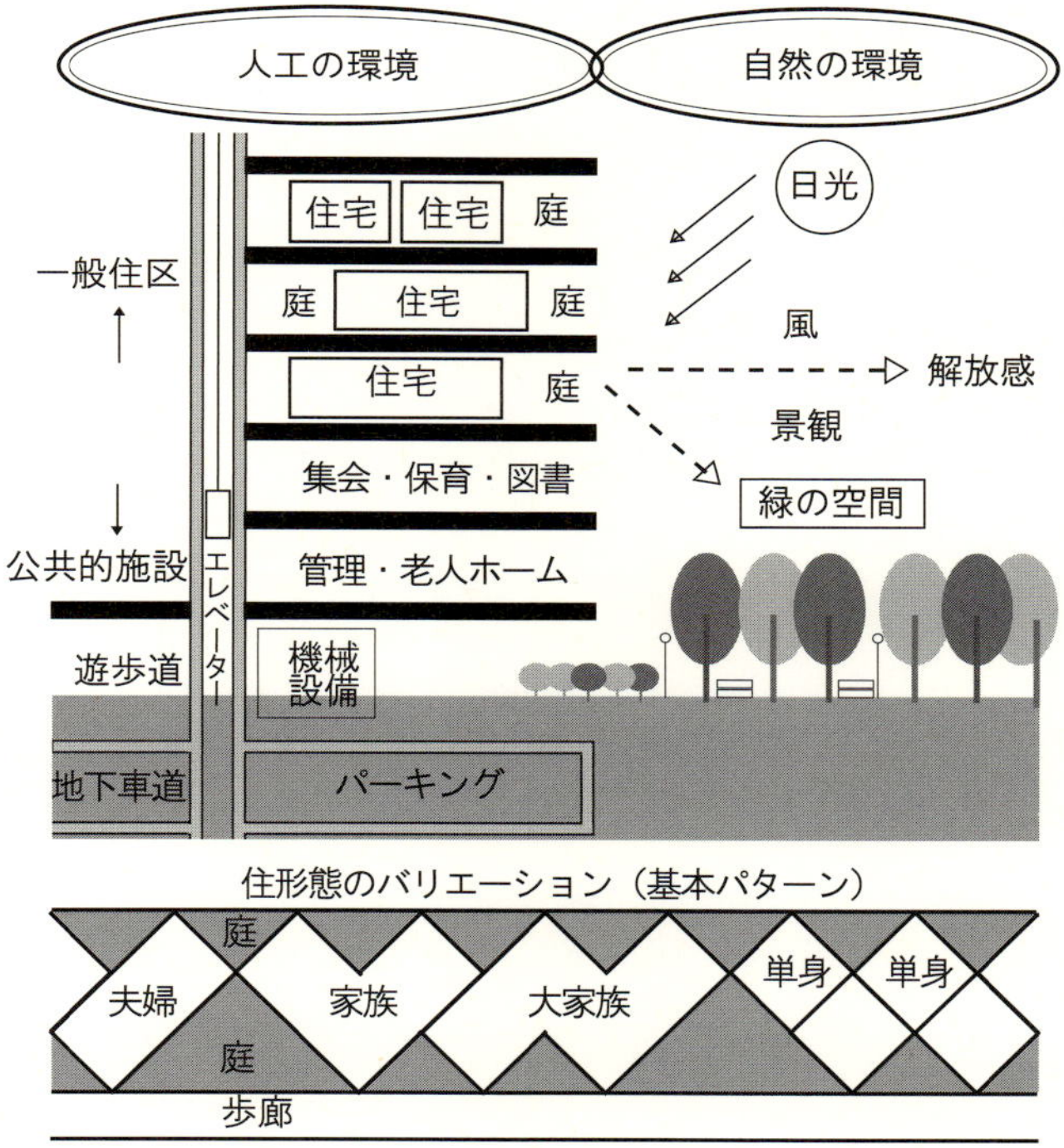

図1・3　土地と建物のプラン

土地は公園や林などの緑の空間に、建物は、下層階を管理・集会・老人ホームなどの施設に、上層階を居住スペースにあて、庭は季節折々の草花、緑をいつくしみ、住宅は核家族や大家族など多様な住形態に応じたバリエーションをもちます。

人の寿命と住宅の寿命

戦後の日本人の平均寿命の推移をみると、一九四七（昭和二二）年には男性五〇・〇六歳、女性五三・九六歳で、その後、次第に寿命は延び、七〇歳を超えたのは、女性が一九六〇（昭和三五）年、男性は一九七一（昭和四六）年でした。さらに八〇歳を超えたのは、女性が一九八四（昭和五九）年、男性は二〇一三（平成二五）年で、いつの世にも女性が男性の平均寿命を上回っています。

救急車で運び込まれ、入院すると注射、点滴が何本も同時に行なわれ、スパゲッティ症候群と揶揄《やゆ》されます。こうした場合には医師の使命は、患者を一秒でも延命させることであり、患者は意識がなく人工呼吸器につながれ、生きながらえ、寿命は延びます。

健康寿命については、二〇〇一（平成一三）年と二〇一〇（平成二二）年では、男性は六九・四〇歳から七〇・四二歳へと一・〇二歳延び、女性は七二・六五歳から七三・六二歳と〇・九七歳延びています。一方、平均寿命をみると、同期間で、男性は七八・〇七歳から七九・五五歳へと一・四八歳、女性は八四・九三歳から八六・三〇歳へと一・三七歳延び、男性の延びがやや勝っています。

国立社会保障・人口問題研究所の日本の将来推計人口（二〇一二年一月推計）によれば、二〇一三年から二〇二二年にかけて、平均寿命は男性では八〇・〇九歳から八一・一五歳へと一・〇六歳、女性では八六・八〇歳から八七・八七歳へと一・〇七歳とさらに延びることが予測されています。今後、こうした平均寿命の延びとともに、健康な期間だけではなく、不健康な期間も延びることが予想されます。

国民の健康づくりの一層の推進を図り、健康寿命を延ばすのは、個人の生活の質の向上、そして、医療費などを減らすことからも重要な問題です。

住宅の寿命を延ばすには、住んでいる人が住まいをどのように手入れ、補修するかが大切です。普段の掃除や四季折々の手入れ、大掃除です。以前には大工さんが地元の木材を使い、家を建てていました。戦後、住宅不足の中でハウスメーカーによる住宅の工業化によるプレハブ住宅化が進み、都市ではマンション、集合住宅が進み、大都市では土地の有効利用から高層化がみられます。

年々の新築住宅の竣工により、最近では全国的に住宅が余剰となり、空き家が問題となっています。空き家になるとネズミ、所によってはハクビシンなどが住みつき、そして空き家の放置が長くなると、雨漏りが起き、窓ガラスが壊れ、地震の際には倒壊の危険さえあります。中には持ち主が不明で、役所でも税金の徴収ができずにいます。倒壊の危険の物件であっても取り壊すのに法的な問題から放置されている空き家もあります。建築物、住まいは、住んでいない、活用されていないと、老化が早まります。

では一体、一般の建物の寿命はどのくらいでしょうか？　プレハブ住宅の寿命は、三〇年、三五年といわれ、実際には五〇年くらいともいわれます。定期的に修理、修繕をすればかなり長持ちします。プレハブ住宅では、部材が代わり、修理もせずにいると、より短命になるといわれます。マンションや集合住宅には、大規模の修理が必要になった場合に備え、管理費を積み立てている場合が多くみられます。

役所や学校など公的な建物には、以前は営繕課があり、夜間用に当直室がありました。今では夜間は警備会社に、清掃は外部業者に委託している場合が多くなっています。外部の管理会社により、床やトイレの清掃は毎日、定期的に窓ガラス清掃が行なわれて、床などは常に磨かれピカピカです。

しかし、死角となり、普段は出入りの不自由な所、窓に囲まれた空間、天井が高く手の届かない場所は、建設当初から全く人の手が入っていない個所もよく見かけます。ペンキの一部剥げた個所、タイルの一部破損した階段などはよく見かけますが、これを放置しておくと、建物の寿命を短くします。修理となると予算、外部業者に発注、手続きを要するので、すぐには対応ができないお役所仕事になってしまいます。普段の小まめな手入れによって、建物の傷みの重症化を予防し、建物の寿命を延ばすことができます。田舎には一〇〇歳越えの木造住宅で、生活している元気な高齢者の姿を見かけます。

コラム1　健康歳時記

一月＝今月の健康

【寒さ対策、室温差、ヒートショックにご注意を】

健康・省エネ住宅が推奨されています。窓や床、壁などの断熱性を増すことで、風邪の予防になり、日々の暖房費の節約にもなります。この時期はお風呂での事故死が多くなります。原因はお風呂場での温度差です。浴室が寒く、お湯の温度が高いと、入浴により、急に温度が変化しヒートショックとなり、心臓発作や脳卒中を起こす危険性が大です。

居間ではコタツに入り、足は暖かい「頭寒足熱」状態で暖を取ることで、省エネとなります。ただし、コタツに入りびたりでは運動不足となり、高齢者は体温が低く34度台と低体温化する場合があり、免疫力が低下します。家の中でラジオ体操やぶら下がり運動などを心掛けましょう。電気カーペットは足元が暖かく快適ですが、心地よく寝てしまうとカーペットに接している皮膚に熱がこもり、気付かないうちに治りにくい低温熱傷になってしまいます。

二月＝今月の健康

【手洗いの徹底で、ノロウイルス対策を】

食堂やトイレなどにウイルス対策にアルコール液が置かれています。インフルエンザには効果的ですが、ノロウイルスには効果がありません。ノロウイルスは手や食べ物などを介して、口から感染します。ウイルスは低温・乾燥に強く冬場での発症が多くみられます。ウイルスがついたドアノブなど身の回りの物、自分の手で口の周りを触っても感染します。予防には手洗いが最も大切です。食事の前には手を洗う習慣を身につけましょう。

ノロウイルスは腸で増殖し、下痢や腹痛、嘔吐を引き起こします。大便や嘔吐物には沢山のウイルスが混じっており、嘔吐物が乾燥するとホコリにくっつき空気中をただよい、鼻や口から入って感染を起こします。嘔吐物の処理、掃除には周りに広がらないように拭きとり、薄めた塩素系の漂白剤で水拭きし、汚れた衣服などは熱湯などで加熱処理してください。

三月＝今月の健康

【花粉症の防止に】

春先、スギ花粉に悩む人が多くなっています。アレルギーの一つである花粉症は、鼻や目の粘膜に花粉が接触することによって、くしゃみや鼻水、鼻づまり、目のかゆみなどを引き起こします。杉や白樺、ヒノキなどいろいろな花粉が原因となります。人によって原因となる花粉も引き起こされる症状も異なります。

予防には、何よりも花粉に触れないことです。外に出る時にはマスクを着用、普通のマスクでも水に湿らせたガーゼを中にはさむことにより効果がかなり良くなります。花粉に触れないように、帽子を被り頭や顔をださないようにして、衣服の外衣には花粉が付きにくいポリエステルなどの化学繊維や綿が効果的です。風邪を引かないように免疫力を強くし、抵抗力を付け、鼻の粘膜の機能を保ちましょう。

四月＝今月の健康

【快適な睡眠法】

睡眠は加齢とともに浅くなり、夜中に目が覚めるようになります。原因は活動量の低下です。夜間の睡眠には神経は休まり、脳からは疲れを癒すホルモンが出ます。

朝には活動神経に切り替わり、朝日を浴び、心地よい目覚め、生活のリズムとなります。寝室を清潔に、天気の良い日には布団や寝具の日光浴を心掛けましょう。万年床はダニの温室になります。

快眠を得るには、寝る前のコーヒーや茶、深酒は控えましょう。テレビの見過ぎなどで、夜更かしせずに、十一時前には床に就くようにしましょう。朝、目覚めたら布団の中で思いっきり背伸びをして、目覚めの準備をしましょう。早寝早起きで、生活のリズムを作って、爽やかな朝の目覚めにしましょう。

五月＝今月の健康

【虫歯の予防、歯ぐきを丈夫に】

来月、六月四日は語呂合わせで、「む（六）し（四）歯予防の日」です。毎日、毎回の歯磨き、歯ぐき磨き、そして歯間ブラシで歯の間のカスの掃除をして口腔ケアをしましょう。

歯周病の予防を　歯周病は、歯ぐきや歯を支えている骨に炎症が起こる病気です。初めは、歯ぐきが赤みを帯びたくらいの炎症ですが、進行するとブヨブヨし、遂には下あごの骨が破壊され、歯が抜けてしまいます。原因は歯と歯ぐきの間に溜まったカスです。細菌がこびり付き溜まってしまいます。毎日、歯ブラシなどで取り除かないと、歯垢は歯や歯ぐきに蓄積され固い歯石になってしまいます。歯周病が進行し、歯垢の細菌が歯ぐきのキズから血管内に入り、体全体の健康に影響を及ぼしてきます。

六月＝今月の健康

【カビ、ダニ、アレルギー対策を】

ジメジメした梅雨、カビ、ダニの増えやすい季節です。戸棚の裏側や押入れは、湿度が高く、空気が淀みやすい場所です。特に浴室はカビに要注意です。入浴後には換気し、使用したスノコは、その都度、湯で流して立てかけ、空気の流れを良くし乾燥させましょう。押入れでは、寝具をギュウギュウ詰めにせず、スノコなどを工夫して風の通り道を確保しましょう。

アレルギーの予防に　カビやダニは、喘息《ぜんそく》や鼻炎、皮膚病などの原因になります。ダニを減らすには、餌となるホコリを取り除くよう小まめに掃除をしましょう。ダニは畳や寝具、特にマットレスや枕、毛布に多く生息しており、湿気やホコリが多いと繁殖します。畳に敷いたじゅうたんの裏はダニの温床、こまめに天日干しをしましょう。

七月＝今月の健康

【食中毒予防のポイント】

室温が高く湿気の多い環境では、細菌が繁殖し食物が傷みやすくなります。食中毒の予防の原則は「菌を付けない」「増やさない」そして「殺菌」です。空気中の菌が食物に付着して、適度な温度と水分によりドンドン増えます。刺身など生ものには特に注意が必要です。冷蔵・冷凍庫での保存は有効ですが、万能ではありません。長い時間の保存には注意しましょう。調理後しばらくたった料理、食物には殺菌のために熱を加えましょう。

食事の前には、手洗いをするように習慣づけ、それも蛇口の水にお座なりに手をかざすのではなく、指の間まで流水でよく洗いましょう。家庭での食中毒の場合、発症する人の数が少なく、寝冷えなどと見過ごされて、食中毒と気づかずに重症になってしまうことがあります。

八月＝今月の健康

【熱中症対策】

真夏日や熱帯夜も多く、家の中でも熱中症が増えてきます。窓からの強い日射は、軒先に朝顔やヘチマなどを育ててグリーンカーテンで遮り、庭先の樹木の木陰で、壁や屋根のほてり、熱さを防ぎ、網戸で蚊やハエはシャットアウトにして、窓は全開にして風通しを良くして、自然の涼しさを満喫しましょう。

家の外ではつば広の帽子、日傘、そして長袖の白っぽい衣服にしましょう。汗で知らず知らずに脱水になり急に倒れ、足が痙攣《けいれん》を起こしたりします。普段から水分をこまめに摂るようにしましょう。

冷房を使う場合には窓を閉め、温度を下げ過ぎないように注意しましょう。寝る時にはお腹を冷やさないようタオルケットや薄手の毛布を掛けましょう。

九月＝今月の健康

【糖尿病、肥満対策、第一に食、運動】

子供でも外で遊ばない、甘いもの好きな児は、肥満児が多い傾向にあります。大人では歳とともに糖尿病が増加し、次第に血管が弱くなり、糖尿性網膜症となり失明する場合も多くあります。人は毎日の食事により栄養、エネルギーを得て生命を維持しています。バランスの良い食事を心掛け、食事の際には、お腹の準備に、初めに野菜類を、次いで魚・肉、そして主食のご飯を、よく噛んで、ゆっくりと味わいながら食べましょう。よく噛みかみすると消化に良い唾液が多く出て美味しさも増してきます。

一日の始まりのエネルギーの基になる朝食を、しっかり食べましょう。夕食が遅くなると、消化器が食物を栄養素に分解し吸収するのに、夜間の睡眠中も活動を強いられ過労状態で、朝に食欲がない、時間がないで、食事抜きになり食生活を中心に生活習慣の乱れから、中年になると肥満、メタボリック症候群になってしまいます。

十月＝今月の健康

【人と交わっての活動、日々の運動を】

休日などには、家庭菜園や園芸は、収穫と自然に向き合っての運動となりで両得です。自分のその日の調子に合わせ身体を働かせ、良い汗をかきましょう。運動の前後には全身を万遍なく動かし、準備・整理運動をして、怪我や腰痛の防止に努めましょう。健康・体力維持の散歩には、背筋を伸ばし早足を心掛けましょう。脳の血流も増しボケ防止になります。頭の体操には、新聞・読書を、そして日記をつけるなど、文章にすることが脳を活性化させます。

高齢者に人気のゲートボールやパークゴルフで大空の下に仲間をつくり、英気を養い、社会参加をし、一人で家に籠《こも》らないように人との交流を保ちましょう。ダンスやカラオケなど趣味のサークルも良い機会です。精神機能、メンタルヘルスに社会参加は大切です。

十一月＝今月の健康

【呼吸器をいたわり、禁煙を！】

気温が低く空気が乾燥していると、のど、気管を痛め、風邪やインフルエンザにかかりやすくなります。予防には、マスクをつけると、吸いこむ空気に暖かさと湿り気を与えます。早めに、インフルエンザの予防接種をうけましょう。

タバコ病（ＣＯＰＤ）をよく耳にします。息切れが起こり、肺から空気がうまく吐き出せなくなります。長年タバコを吸うことにより起こりやすく、気管支や肺が侵され、呼吸器の機能が徐々に低下する病気で、薬では治りません。死亡率も高くなっています。タバコにはいろいろの発癌物質が含まれています。肺癌だけでなく、脳卒中や心臓の病気などにもなります。漂う煙は周囲の人に吸入され、受動喫煙になり、身近な人の健康をも害します。禁煙治療には、脳に効く内服薬も開発され、健康保険の適用になっています。

十二月＝今月の健康

【お酒を楽しく飲むには】

お酒はコミュニケーションの潤滑剤で、忘年会などの主役です。アルコールは肝臓で酵素によって悪酔いの原因のアセトアルデヒドに分解され、最終的には炭酸ガスと水になります。酒に強い人、弱い人がいます。日本人はヨーロッパ人に比べて生まれつき、弱い人が多いのです。鍛えれば飲めるようになりますが、長年の飲酒で肝臓障害や食道癌などの健康障害を起こす危険性が大です。適量を、そして週に何日かの休肝日を設けて楽しいお酒にしましょう。

飲酒運転は法律で固く禁止されていますが、後を絶ちません。飲酒で気が大きくなり「このくらいは、自分は大丈夫」と思うようになりますが、運動機能は低下し重大事故になってしまいます。少しでもアルコールを飲んだらその日は車の運転を絶対にやめましょう。

第二章　健康寿命をのばす処方箋

たのしむ

1　からだの変化とつきあう

健康な状態とはなにか

健康、それは人の幼い頃、若い時期の成長から成熟へ向けての頂点としての健康のみでなく、高齢社会においては加齢・老化により身体が変化するなかで、高齢者もスポーツを楽しみ、精神的にもゆとりを持ち、社会において健康な生活を送ることの出来る、年齢に応じた健康づくりが大切です。

加齢に伴い身体の抵抗力、免疫力が低下し、病気がちになり、病院通いが多く、医療費がかさみ、経済面でも負担が増大します。精神面、心理面の老化も大きな問題です。ボケ、認知症が年齢とともに増加傾向にあります。

突然死に多いのが心臓発作や脳卒中です。全身の細胞に血液を循環させる心臓に障害を与える心臓発作、身体機能の司令塔である脳の血管に障害を与える脳卒中、これには急激な環境変化、精神的なショック、外部の環境や家の中の環境が多く関わっています。

季節による環境の変化には、夏の暑さで、家の中でも熱中症が発生し、特に高齢者に多発しています。冬には寒く乾燥した環境で、風邪をひきやすく、高齢者は肺炎になり重症化します。体温が低くなり、家の中でも低体温症、凍死が高齢化の進む社会で多くみられます。

住まいの暑さ・寒さ対策は、高気密・高断熱の住宅と冷暖房設備とされています。しかし、夏と冬、季節によって、そして、風土、沖縄と北海道では対応が全く異なります。南国には暖房は不要です。寒冷地では冷房は不要です。

見る、聴く、こうした感覚機能の低下は、比較的に若い頃にも起こります。加齢により暗い所で物が見えにくく、段差でつまずき転倒、階段を踏みはずしたりして思わぬ大事故になります。視力低下、老眼は早い時期からも起こります。動きの速いものが見にくい、動態視力の低下もあります。

こうした身体機能の衰えに住まいの環境が密接に関係します。部屋、廊下、階段などの明るさ、採光などが関係し、転倒事故の防止のバリアフリーの諸対策、手すりの設置などがあり、将来のこととしても廊下の幅など、十分に余裕をもって設計する必要があります。

高齢者はテレビのボリュームを上げないと聞こえ難くなり、特に、周波数の多い高い音域の聞こえが悪いといったことが起こります。住まいの音の問題は、テレビや楽器、ピアノなど室内での音、階上の騒音、近隣騒音や車の騒音は社会問題となり、防音対策が必要となります。

家の中の環境では、シックビル、シックハウス、よく耳にします。これには省エネルギー対策から、室内の換気を低く抑えたことにより、外部からの新鮮な空気の取り入れる量が少なく、それに建築材料から発散したホルムアルデヒドなどの揮発性化学物質の濃度が高くなったことが大きな原因と考えられます。また人によってはごく微量の化学物資であっても症状を起こす化学物質過敏症もあります。

タバコには発がん物質をはじめとして多くの有害物質が含まれており、肺ガン、呼吸器疾患や心筋梗塞などの原因になります。タバコの受動喫煙の防止対策として職場では喫煙室を設け分煙化が行なわれ、家庭ではベランダでの喫煙で、ホタル族といわれます。オリンピックなど国際的なイベントに向けて、禁煙と受動喫煙の防止対策として完全な分煙化が求められます。病院には禁煙外来があり、保険診療もでき禁煙の成功率も高くなっています。

レジオネラ症は、土壌や河川、湖沼など自然界に生息する細菌によって起こされ、空調設備の冷却塔の水、循環風呂の浴槽水、給湯器の水などに生息、増殖します。菌がシャワー、湯気により空間中に霧状に飛散し、それを人間が吸い込み肺に感染します。衛生設備の定期的な清掃と管理が必要です。

アスベストは、建物などの断熱材としてかなりの期間にわたり多く使用されて来ました。アスベストが肺に沈着し、肺癌、悪性中皮腫の原因なることから、今では製造も、使用も禁止になっています。しかし、これまでに断熱材などとして使用されている建物の修理や取り壊し時には、周りの大気中に高濃度に拡散し、対策が必要となります。

高断熱・高気密住宅で温度管理をして快適に生活をするのは、人間だけではありません。住まいに巣くっているダニもそうですし、カビも繁殖します。カビから建物の腐食が進みます。中でも空き家では、雨漏りなどから、土台、柱と被害が進み危険家屋、廃屋となります。

住まい、そして、日々の暮らしには、エネルギーと水、電気と飲料水が欠かせません。電気、テレビやインターネットなど現代社会では必須です。暖冷房に電気、そして、エネルギー源として、以前は石炭が多くを占めていましたが、今ではガスや石油があり、オイルの需要・供給は国際問題となっています。しかし天然資源の石炭も石油も有限です。水力発電などの自然循環型のエネルギーが重要です。

水力発電は、ダムによる発電がこれまでは中心になっていましたが、各地域で川の流れを利用しての中・小規模の発電が行なわれています。水道と同様に、電力供給も地元で行なわれる体制が考えられます。各国、そして各地域では、太陽光発電や風力発電、地熱発電、あるいはバイオマス発電と自然循環型エネルギーが進められています。

水に関して、家庭での生活用水は、飲用水や炊事、洗濯、風呂、水洗トイレなどです。使用水量からは洗濯や風呂、水洗トイレでの使用量が圧倒的に多くを占めています。洗濯や風呂、水洗トイレには、雨水や再生した水、中水道水の使用が考えられます。飲料水は各地域の名水がペットボトル水で競って販売されています。日本は水資源が豊かです。

高齢者の家の中での事故が多くなっています。階段を踏み外しての事故、わずかの段差で転倒し骨折、高齢者は回復が遅く、寝たきり状態になります。

浴室での事故には、タイル床で転倒、浴槽の出入りの際のトラブル、冬には湯温と浴室、脱衣室との温度差、ヒートショックが事故、死亡の原因になります。

寝室は疲れを癒し、心身ともに明日への活力となる好い睡眠をとる場所であるべきです。しかし、睡眠中に一時的に呼吸が止まる無呼吸症候群もよく耳にします。夏には熱帯夜などの際に寝ている間に熱中症になることが高齢者で多く、冬には寝室で就寝時に低体温から死亡する場合も起こります。建築面では室内環境と人の身体反応についての知識と理解が求められます。

健康に対する考え方は、時代や地域、国によっても異なります。日常生活では元気に仕事をして、「お元気ですか」、「お陰様で」の挨拶を交わし、身体面での健康です。

近代になって「健全な身体に健全な精神が宿る……」と精神面での健康が問題となり、現代生活ではノイローゼ、うつ状態、情緒不安定などの訴えが多くみられます。健康状態を身体の健康のみでなく、心・身ともに、そして社会的にも良好な状態としてとらえるようになり、第二次大戦後の一九四六年には国連に世界保健機関（ＷＨＯ）が創設され、その憲章には「健康とは疾病、虚弱でないというだけでなく、身体的にも精神的にも、そして社会的にも健全な状態にあることをいい、及ぶ限り最高の健康の水準を享受することは、人種、宗教、政治的信条、経済的状態のいかんを問わず、すべての人間の基本的権利である」、さらに「政府はその国民の健康に対して責任を負うものである」としています。

わが国では憲法第二五条「国民の生存権と国の社会的任務」において、「すべての国民は、健康で文化的な最低限度の生活を営む権利を有する。国はすべての生活部面について、社会福祉、社会保障及び公衆衛生の向上及び増進に努めなければならない。」と規定しています。

現代においては身体・精神・社会生活すべてを総合し、環境を含め人間の生活活動全体が良好であることを健康としており、身体的・精神的な因子に加え、ますます社会的な要素が大きくなっています。高齢社会における健康の水準は、年齢によっても、社会の規模によっても異なり、健康の定義には、年齢、社会環境などの要素が加わります。社会的な要素、環境とは、具体的には、学校でのイジメ、仲間はずれなどであり、大人の場合には、嫌がらせ行為、村八分などがあり、国のレベルではイデオロギー対立、宗教や人種間での紛争などがあります。

健康に生き、健やかに老いることは、高齢社会において重要な問題です。健康の保持・増進を図り、健康的な生活条件の確保のためには、広く社会の組織的な取組み、国や自治体の活動が必要不可欠です。

社会の変遷や人口の高齢化などにより、病気や死因に変化がみられ、保健・医療・福祉に関して地域・職域での健康づくり、プライマリケアなどの対応が大切です。一方で高齢化により医療費は年々増大を続け、所得に対する割合が増え続け、社会的に大きな負担となっています。将来の医療、年金、介護など関連する部門には不透明な部分が多く、国レベルの保健行政、医療経済、医療管理などの分野が、地域、自治体の責任となり、過疎、高齢化が進む地域では、医療・保健・福祉に占める比重が大きくお手上げ状態の場合が多くみられます。

加齢に伴う変化

年齢、そして社会生活の変化で個人の活動量が変化します。学生、就職、サラリーマン、自営業など、職業によって、体形は大きく変化します。デスクワークなどで、運動不足になると、筋肉が落ち、脂肪がつきメタボリック症候群になります。これはエネルギーを使う筋肉量が落ち、基礎代謝量が減って、以前と比べて食べる量が変わらないとカロリーの摂取と消費のバランスが崩れ、肥満になります。

基礎代謝とは、心臓を動かし呼吸し体温を保つなど、生命を維持するのに最低限必要なエネルギーです。二四時間絶え間なく使われ続け、一日の総消費エネルギーのうち、七〇％以上にもなります。生活や社会活動時に使われるエネルギーが少なくなり、余ったエネルギーは、多くはお腹や肝臓に脂肪として蓄えられ、健康を脅かすもとになります。

痩せやすく太りにくい身体は、エネルギーを多く使い、基礎代謝が高い若い世代に多くみられます。基礎代謝量は、男性では一八歳、女性で一五歳くらいにピークがあり、その後は年齢とともに低下します。一般に男性は女性よりも筋肉量が多く、脂肪の割合は低いのですが、加齢によって筋肉量は減少、特に腕と足の筋肉量が減少します。体重は変化がなくても筋肉量の減少は大きく、その分、脂肪の割合は増えてきます。腹部の脂肪が増え、内臓脂肪が増え、内臓脂肪が多くなると、血中の脂質が増え、血圧は高くなり、肝臓に脂肪がつき脂肪肝になり肝機能が低下し、糖尿病、メタボの危険性も高くなります。普段から食事と運動に気を付け、タンパク質やミネラルの豊富な食事にし、日々の運動で筋肉を鍛え、基礎代謝量を増やすことが必要です。

高齢者は、加齢により身体機能が低下し外部の環境温の影響を受けやすくなります。

体温を一定に保つ機能を崩しやすくなり、一定の体温を維持できずに、冬の寒い時には低体温症に、夏には熱中症の発症が多くなります。

体温の調節には、熱をつくる機能、熱を逃がす機能、温・冷を感ずる受容器、そして、司令塔である脳の体温調節中枢と多くの機能や器官が関わっています。高齢者は予備力が低下し、寒さや暑さに関わるホルモン、血液循環、汗腺からの発汗機能も年齢とともに低下し、熱産生や熱放散が不十分になります。暑くもない寒くもない環境では、一般成人の反応とあまり差はないが、きびしい暑さ、寒さの環境では、身体の機能が追いつかず熱中症または低体温になります。

感覚には、皮膚などに分布する触覚や温・冷覚などの感覚、見る聴くなどの目や耳などの視覚や聴覚などがあり、これらの感覚も加齢により機能が低下します。暖かさと冷たさを感じる温度の受容器は、体温を調節する機能で温度状態のモニターとして重要です。

寒冷に対しては産熱量を増加させ、暑熱に対しては皮膚の血管が広がり発汗し、放熱しやすくなりますが、高齢者は、こうした反応が鈍くなります。これには老化とともに温度変化を受ける機能が衰え、寒さ暑さを感ずる感受性の低下も関わっています。住まいの工夫や設備で高齢者の機能の衰えを補ってやる必要があります。

ボケてたまるか!

年齢と共に認知症の割合が増え、七〇歳未満では数%ですが、八〇歳になると二〇%、八〇歳後半になると四〇%以上と急増する調査データがあります。

人の知的能力である記憶、暗記力などは、若い時にピークがみられ、その後は次第に下降線をたどります。しかし、理解力や総合力はかなり高齢になっても衰えず、生活経験を糧に人生の後半にピークのある場合が多くみられます（図2・1）。物忘れ、度忘れなどは年齢とともに、ほとんどの人に出てきます。認知症は脳の病気で、物忘れ、度忘れなどとは異なります。

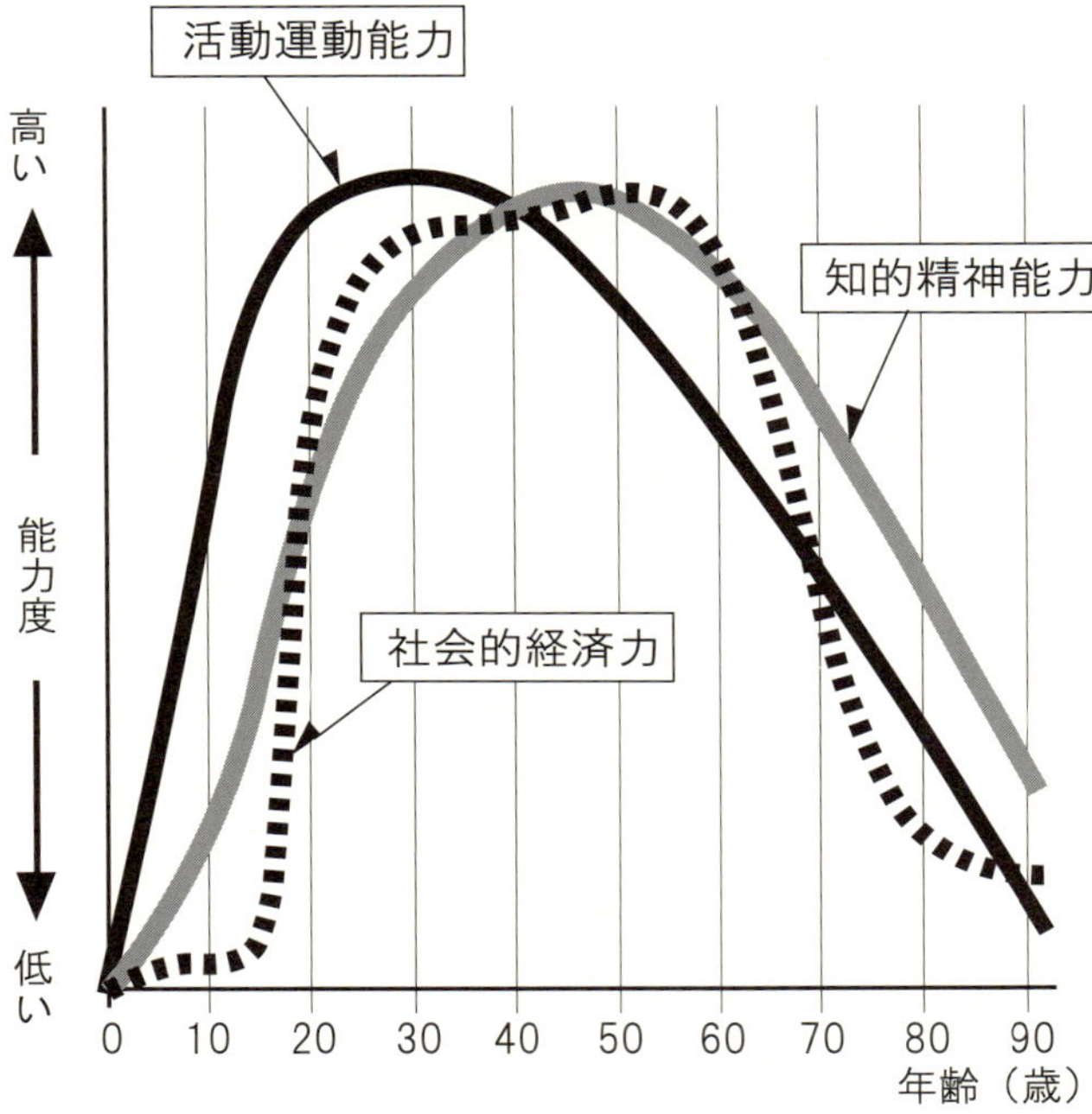

図 2・1　年齢による各種能力の変化

運動能力は 20 歳代でピークに達する場合が多く、知的精神能力の記憶、暗記力などは若い時にピークがあり、理解力や総合力は人生経験を糧として人生後半にピークとなる場合が多くみられます。社会的経済力は、実社会で働き、収入を得て増加し、定年や年金生活になると収入は減少し低下します。

認知症とボケはどう違う

いわゆる「歳のせい」によるボケは、健忘症と呼ばれる「物忘れ」がほとんどで、自然な老化現象なのです。やっかいなのは、老化による「物忘れ」と、認知症による悪性の「物忘れ」があり、初期のうちはあまり区別がつかないことです。

脳のアルツハイマー型の認知症は、記憶の衰えで始まることが多いのですが、家族は、おかしいと気づいても、認知症と認めたくないという気持ちもあり、「歳のせい」ですませてしまうことがあります。

脳梗塞や脳出血、くも膜下出血などが原因で起こる認知症は、血管性認知症であり、原因となる高血圧や糖尿病などをしっかり治療することで予防や進行を抑えることが可能です。アルツハイマー型の認知症は一九〇七年にドイツの精神科医のアルツハイマー博士が報告した病気で、脳内でタンパク質の異常が起こり、脳内のニューロン・シナプスが脱落していき、脳内の神経細胞がどんどん壊れ、脳が次第に萎縮していき、知能、身体全体の機能も衰えていきます。

物忘れが「歳のせい」なのか。周囲の人が早く病気を見つけるためにも、認知症と老化による健忘症との違いを知っておくべきです。違いは「体験したことを覚えているかどうか」です。食事で、何を食べたか、その献立は忘れても、食事をしたことまで忘れることはありません。しかし認知症では、食べたということを覚えていなくて「まだ食べていない」と言います。初期のうちは、忘れっぽくなっていると自覚し、不安に感じる人もいますが、進んでいくと、忘れたことを忘れるようになります。認知症では、「物忘れ」がしだいに悪化していって、日常生活にも支障が出るようになります。

老化現象と認知症による記憶障害との違いを、まとめると次のようになります。

老化の場合

・体験したことの一部分を忘れる
・物忘れをしている自覚がある
・忘れっぽさは、あまりひどくならない
・日常生活には、差し支えない程度

認知症の場合

・食事など体験したことを忘れる
・物忘れしているという自覚がない
・忘れる度合いが増え、悪化していく
・判断力の低下なども加わり、日常生活に支障が出てくる

身体の水分と血液の巡り

人の体内の水分、誕生前の母親の子宮の中での胎児の水分は、体重の約九〇%と多く、生まれたての新生児で七五%、子どもで七〇%、成人になると六〇〜六五%となり、高齢者では五〇〜五五%と、加齢とともに水分は少なくなり瑞々《みずみず》しさが無くなってきます。

体内で水は絶えず循環しています。体内の水分は、細胞内の水分と細胞外の水分に分

けられます。細胞内にある細胞内液は、体内水分の約三分の二を占め、残りの三分の一の細胞外液は、体内を循環する血液とリンパ液、細胞と細胞の間にある細胞間液に分けられます。

血液の半分以上は血漿《けっしょう》という液体で、血漿の九〇％は水分です。血液は、体の隅々まで酸素、栄養、ホルモンなどを運ぶ重要な役割を担っていると同時に、老廃物や過剰な物質を運び出し、尿として排泄します。血漿にはナトリウムイオン、塩化物イオン、タンパク質などさまざまな成分が溶けていて、体に必要な栄養や酸素は、血液や水分によって細胞、臓器に運ばれます。

体内の血液は、腎臓で常にクリーニングされています。腎臓は、血液の中の不要物を、一日に一七〇～一八〇リットルもの多量の水とともにろ過し、その後にまだ必要な養分と水分を再び吸収し、残った不要物と水分は腎臓から膀胱へ送られ、尿として排泄されます。

健康な人の平均的な一日の尿量は、約一・五リットルで、最低でも五〇〇ミリリットルの尿を排泄しないと老廃物を出し切ることができません。また、腎臓は体内の水分調節にも一役買っており、水分の補給が少なければ、尿を濃縮して水の排出を減らし、多ければ尿の量を増やして、体内の水分量のバランスを保ちます。

　身体からは知らない間に水分が排出されています。呼吸からは息を吐き出す時に肺からの空気に含まれている水分が排出され、一日の水分排出量にすると四〇〇ミリリットルにもなります。水分は皮膚からも失われており、一日約五〇〇ミリリットルの水分が、皮膚の表面から蒸発し失われています。これらの量を合計すると、身体からは約二・四リットルもの水分を気づかずに排出していることになります。

　排出した水分量を補わなければ、たちまち体内が水不足に陥ってしまいます。人は、食べ物がなくても、水と睡眠さえしっかりとっていれば、数週間は生きられます。しかし、水を取らなければ、四～五日で命を落としてしまいます。

　体重の約二％の水分が失われただけで、のどが渇き、食欲がなくなり、六％不足すると、頭痛、眠気、よろめき、脱力感に襲われ、情緒も不安定になります。一〇％不足すると、筋肉の痙攣《けいれん》を起こし、循環不全、腎不全になってしまいます。それ以上では、意識が失われ、二〇％の水分不足で死亡です。

水分を補うのは、飲水や食事、ほとんどの食事には水分が含まれており、食事一日分で約六〇〇ミリリットルの水を補給することができます。体内では、食べ物をエネルギーに変換する際に水分（燃焼水と呼ばれる）が作り出され、その量は一日に三〇〇ミリリットルです。足りない分の水分を一・五リットル飲めば、体内から失われた水を取り戻すことができ、体内の水バランスを調整することができます。これらの量を毎日調整しているのが腎臓です。腎臓は、体内の安定した水バランスを整えます。血液やリンパ液、水分は体内でスムーズに循環することで、健康状態を維持しています（図2・2）。

衰える視力、必要な住まいの明るさ

パソコンやゲームなどに夢中になって長時間見続けることありませんか？　目のピント、調節機能が上手く働かなくなり、視力低下を引き起こします。暗いところで本を読

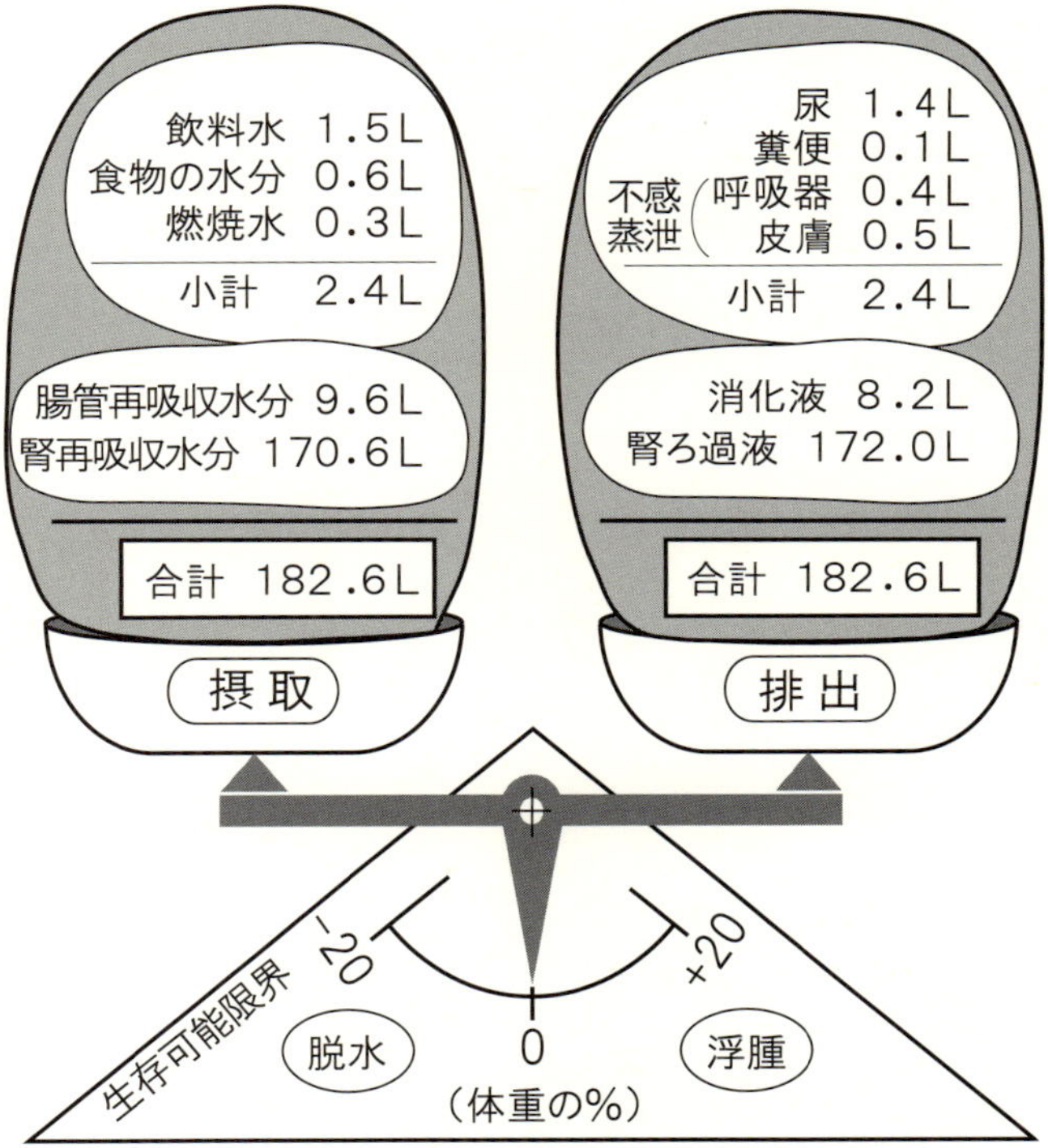

図２・２　身体の水の収支

尿などによる水分の排泄に対して、飲料水などの摂取によって体内の水の微妙なバランスが保たれ、利尿作用のあるビールなどを多飲すれば、むくみ、浮腫状になり、水を飲まないでいると脱水状態になります。

むなど、暗いところで物を見ることは、目に常に瞳孔の調節を強いることになり、目を疲れさせ、視力低下を招きます。

横になってテレビを見ていると左目と右目で見ている物との距離に違いが出てしまい、目は右と左で違うピント調節を強いられ、目が疲れて、視力が低下することになります。目の健康と仕事の能率からも、姿勢を良くしてデスクワークをする必要があります。

加齢により目の機能が低下し、老眼になると近くのものがよく見えず、新聞を少し離して読む屈折異常が生じ、眼鏡が必要となります。高齢とともにレンズの役目をする水晶体が濁り白内障となり、霞がかかったようになり、障害が強くなると手術で人工のレンズが必要となります。

室内の明るさには、太陽、月のあかりなど外からの自然光による採光と、電球や蛍光灯など人工光源による照明とがあります。明るさが不適正ですと、目の疲れや不快感を覚え、作業能率が低下し、目が疲れる眼精疲労や近視になります。

明るさの単位は照度（ルクスlx）です。目が疲れないためには、まぶしくないことが必要で、読書や勉強の場合の適正な照度は一〇〇〇から五〇〇ルクス、食卓や調理の場合には五〇〇から二〇〇〇ルクス、浴室や玄関では一五〇から七五ルクス、廊下や階段では七五から三〇ルクスとされています。高齢者は視力が低下しているので、暗いところでの事故が多くなります。高齢者はより明るい住まいが望ましく、階段などは特に明るくし、踏み外さないよう手すりにつかまり上り下りすることが必要です。寝室は三〇から一〇ルクスが基準で、トイレなどで起きた時に薄ぼんやりしたある程度の光が必要です。この場合にはあかりが直接的に目に入らないように光源を配置した方が安眠できます。

採光には窓の方向や構造、窓の前面の障害物、そして部屋の広さ、奥行き、さらには部屋の色彩などの影響を受けます。南向きの窓からは強い照度の採光が得られ、太陽が直接的に影響します。直射日光の射さない北向きの窓からは、一日中あまり変化しない照度の採光が得られます。

窓の前面に光を遮る建物などがあると、室内に入る光が少なくなるので、室内は暗くなります。光を多く入れ明るくするには、窓の上縁を高くして窓の外の障害物を低くすることです。同じ窓面積であれば縦長の窓の方が採光に有利で、住宅の場合には、光が入ってくる入射角は二八度以上、開角は五度以上が望ましいのです（図2・3）。

十分な窓の入射角や開角が得られない場合には、天窓が有効です。天窓は採光に有利で、同じ窓面積でも、より明るい照度が得られ、建築基準法の明るさの計算では、通常の窓面積の三倍として計算されます。

人工的な照明には、読書や仕事などに必要な場所を明るくする局所照明と、部屋全体を明るくする全般照明があり、両方を適度に配慮して使用しましょう。

照明には、裸電球のように直接光線を用いる直接照明と、壁などに反射させた反射光や散乱光を利用する間接照明とがあります。直接照明は、明るいのですが、ギラギラした光でコントラストが強く、まぶしさが起こりやすくなります。一方、間接照明の場合は、照明効率は低いのですが、ソフトな光が得られ、目に優しい光となります。両方を適度にミックスして、光による部屋の演出にも配慮する必要があります。家の明るさには、こうした物理的な明るさとともに、家庭内の明るさ、心の明るさも大切です。

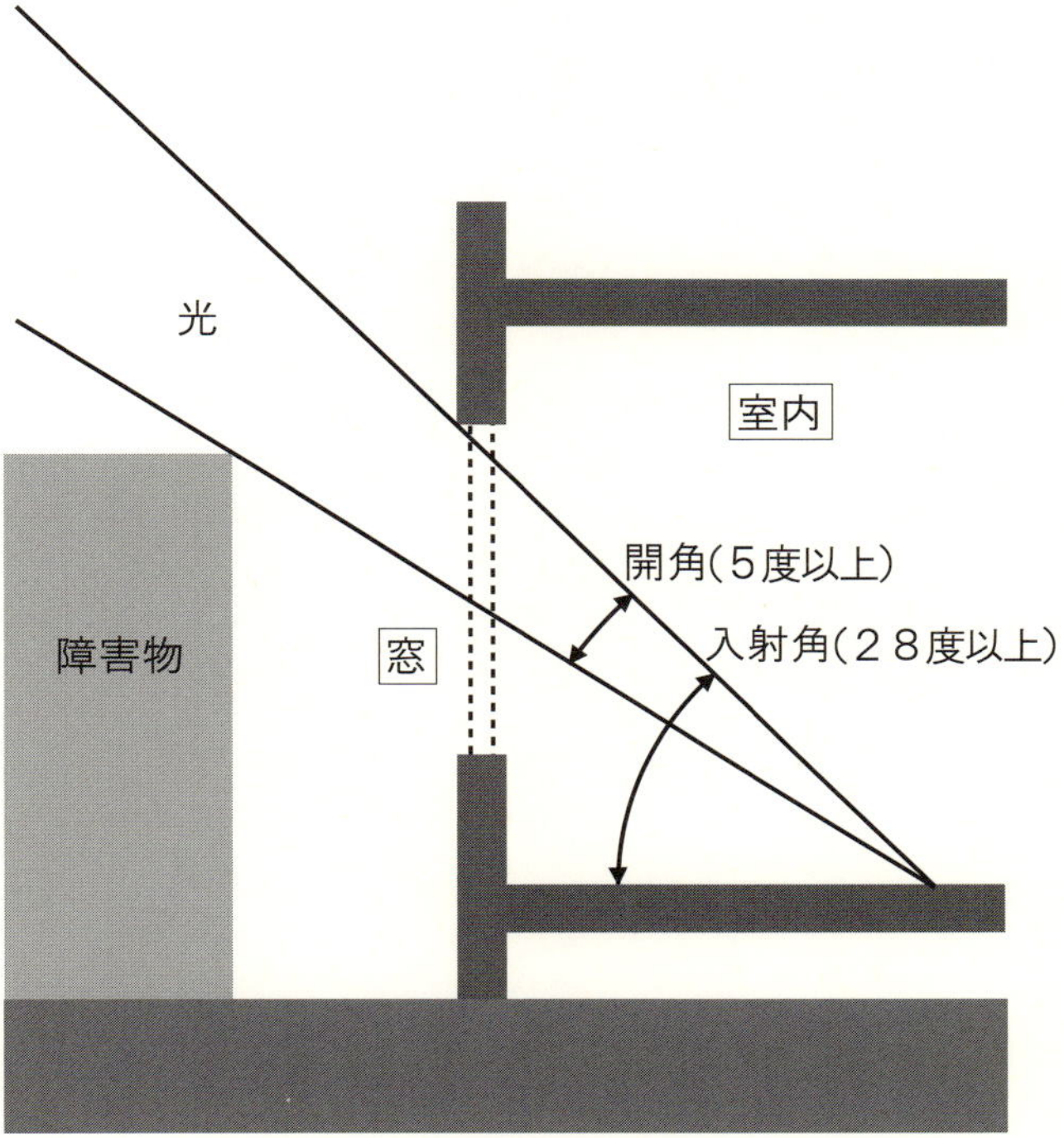

図2・3　窓からの光

窓の前に建物などがあると、室内に入る光が少なくなり、明るさが低下します。開角は室内のある点から空の見え方に関係し、5度以上が望ましく、窓の面積が同じならば縦長の窓が横広の窓より採光に有利で、入射角は28度以上が望ましいのです。

聞こえ、聴力の低下をカバーする

聞こえは音波としての音が、耳の奥の鼓膜に空気の振動として伝えられ、中耳、内耳の聴覚器に、そして、ここから神経によって大脳の聴覚中枢に伝えられて、音として知覚されます。

コウモリは、高い周波数（音波の振動回数）の音を聞き取ることができますが、人の聞き取ることのできる音の周波数は約二〇ヘルツ（Hz）から二〇キロヘルツです。高齢になると、高い周波数の音から聞こえが悪くなり、次第に低い周波数の音の聞こえも悪くなります。若い人でも、いつも騒音の環境で生活、仕事をしていると、高い周波数、特に四〇〇〇ヘルツ付近の周波数から聴力低下が始まり、騒音性難聴と呼ばれます。初めのころは回復しますが、繰り返し高い音環境にいると回復せずに、次第に他の音域の音も聞こえが悪くなります。逆に静かな環境に育ったアフリカの人びとなどの聴力が飛びぬけて良いのもうなずけます。

音は聞く人によって心地よい楽音にもなり、不快な騒音にもなります。ヒトに不快を与える音は騒音で、音には強弱のみでなく心理的な要素も加わってきます。

周波数が二〇キロヘルツ以上の場合を超音波、二〇ヘルツ以下の場合を超低周波空気振動といい、これらの音は人には聞き取れません。人の聴覚の感度は周波数によって異なり、周波数別の最小可聴限界より強い音圧レベルが、人の聞こえる可聴領域で、年齢的には高齢になるとともに可聴域は狭まります（図2・4）。

騒音の人体への影響は、一般に五五〜五九デシベル（dB）以上の音で人びととの約半数が不快感を、睡眠時には五〇デシベル以上の音で眠りに影響し、作業能率は九〇デシベルを超えると低下してきます。生理的機能の異常としては、おもに自律神経系と内分泌系（ホルモン）に影響し、交感神経の緊張による諸症状やアドレナリンの分泌増加などにより、ホルモンのバランスの異常が起こり、抑うつ、不安、緊張などの訴えや思考力、判断力の鈍化を招きます。

騒音公害

生活環境の悪化や健康に影響する環境に、大気や水質、土壌汚染などの環境汚染とと

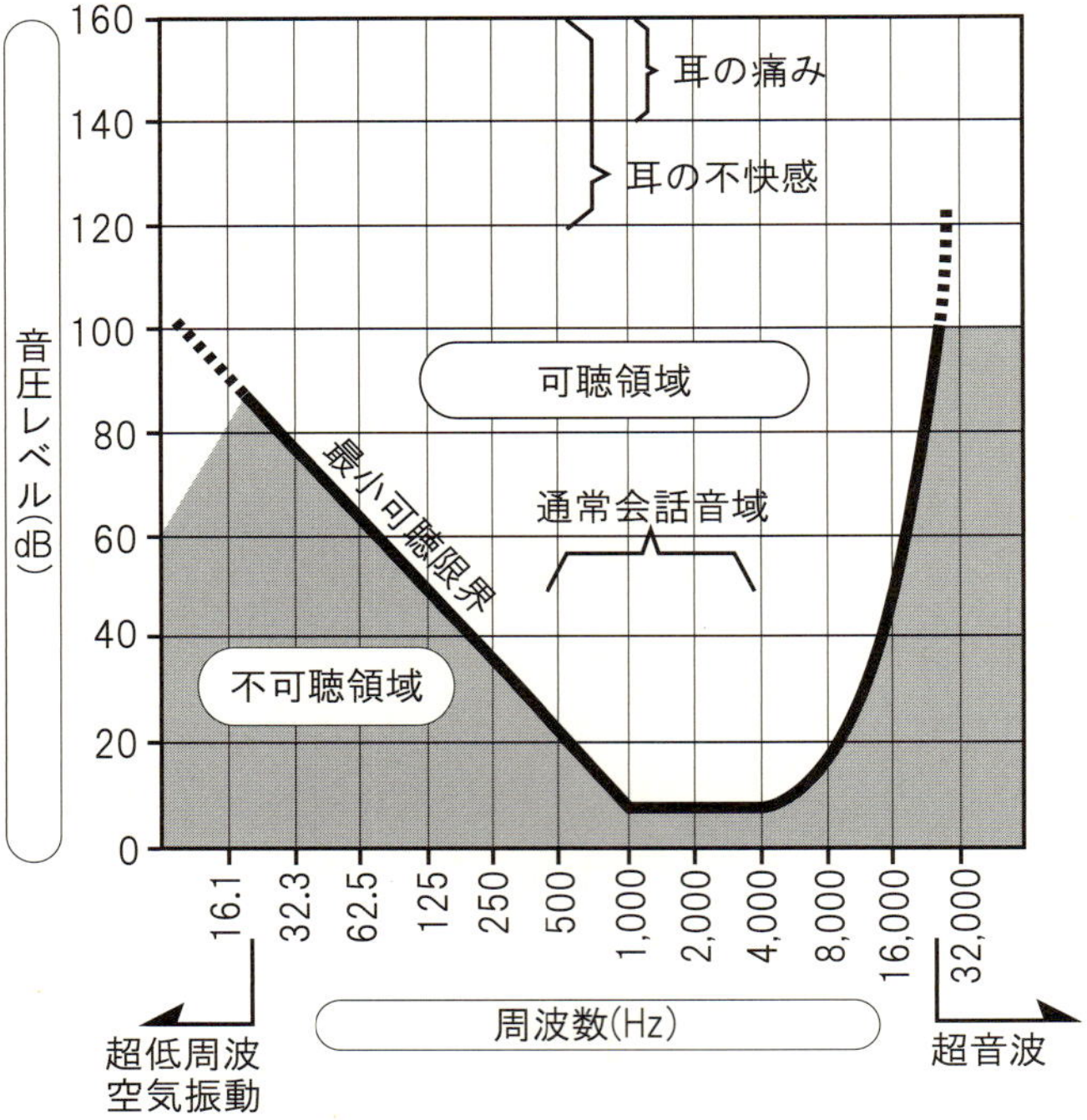

図 2・4　周波数と音圧レベルからみた聞こえ

人が聞き取ることのできる音の周波数は約 20Hz から 20kHz です。20kHz 以上を超音波といい、20Hz 以下を超低周波空気振動といいます。人の聞こえの感度は周波数によって異なり、1000～4000Hz で感度良好です。

もに、騒音、振動、悪臭などがあります。前者が環境中に蓄積され、健康被害を生ずるのに対し、騒音などはその時の一過性です。しかし、いつも高い騒音の中にいると、聞こえが悪くなり、聴力損失など蓄積的な影響がみられます。

騒音は文明の発達に伴って、その発生源も多く、社会生活での騒音レベルも高くなっています。騒音公害は日常生活に密着しており、苦情件数が多いのは、工場、建設作業、深夜営業、幼稚園、学校などの音による場合が多く、家庭のピアノ、クーラーによる音などの近隣騒音もあります。こうした住まいの状況には二重窓が防音対策として有効です。

人の耳には聞き取りにくい、一〇〇ヘルツ以下の低い周波数の空気振動による公害（低周波空気振動公害）が問題となっています。おもな発生源は、ディーゼル機関、振動、コンベアなどの工場の機械、そして高速道路橋の接合部やトンネルなどの交通によるものです。人への影響のみられる振動の周波数や大きさには個人差が大きく、症状として圧迫感やいらいら感、動悸、頭痛、耳鳴りなどの訴えが多くみられます。

2　間違いだらけの高気密住宅

人工的な環境づくりの問題点

高気密・高断熱とよくいわれます。断熱は熱の問題で、気密の気は空気です。人体側からは体温と呼吸です。人は呼吸により空気中の酸素を肺の奥にある肺胞で取り入れ、体内で不要となった二酸化炭素などを吐き出します。呼吸は休むことなく繰り返し、安静時の呼吸回数は一分間に一五～二〇回です。狭い部屋で大勢の人が居ると、吐き出される二酸化炭素が増え、酸素が少なくなります。部屋でガスコンロなどを使うと、燃焼に酸素が使われ瞬く間に酸素不足になります。酸素を多く必要とする脳は直ぐに影響を受け、頭痛を覚え、遂には意識を失い、酸欠状態で死亡する場合もあります（表2・1）。

家の熱の問題では、屋根、壁、床を断熱材などで断熱し、季節や天候に応じて窓の開

酸素濃度	症状
50～60%以上	肺炎　けいれん
21%	大気中の濃度
18%	酸素欠乏症等防止規制による下限値
16～12%	脈拍・呼吸数増加 精神集中力低下・頭痛・耳鳴り
14～9%	判断力低下・酩酊状態・全身脱力
10～6%	意識喪失
6%以下	一瞬のうちに失神 → 呼吸停止・心停止

表 2・1　空気中の酸素濃度と症状

脳は酸素を多く必要とし、酸素不足には弱く、頭痛や判断力が低下し、10% 以下になると意識を失ってしまいます。逆に酸素濃度が高いと肺炎や保育器内では新生児が目の網膜症により失明することも考えられます。

け閉めが大切です。一般の住宅では多くの熱の出入りは窓からです。寒い地域では窓を二重や三重窓にして、季節による調節が大切です。冬季には窓を閉めて部屋の熱を逃がさないようにし、夏には窓を全開にして、網戸で蚊などを締め出し、涼しい風を入れ、気候の好い春・秋には住んでいる人が自分で窓を調節するのがポイントです。

窓を開けて時々空気の入れ替えをするのではなく、人の居る部屋には絶えず自然の新鮮な空気が必要です。リフォームの際には、まずは二重窓に、それも今ある窓の内側に窓を付け加えるのが経済的です。さらには、二重窓は暖・冷房ばかりでなく、騒音対策にも効果があります。

部屋のなかの空気質

石油やガスを燃料とするストーブやコンロには、燃焼の際に空気中の酸素が必要で、同時に二酸化炭素が出ます。いろいろなストーブが出まわっていますが、大きくは二酸化炭素などのガスを室内に排気する「開放型暖房」と、煙突を付け屋外に排気する「閉鎖型暖房」とがあります。閉鎖型の場合には、煙突を設置しているのでストーブの場所は部屋の中で固定されており、簡単には移動することが出来ません。開放型の場合には、部屋に自由に配置する事ができ手軽で安いので多く使われています。しかし、石油やガスなどの燃料が燃えるのに酸素が使われ、室内の空気が排ガスで汚染され、空気が悪くなり、酸素不足から不完全燃焼状態になると一酸化炭素が発生し危険です。

一酸化炭素は無色無臭なので、気付かずに酸素不足から頭が重い、鈍いと感じ、頭痛も起こし、一酸化炭素中毒、死亡にもなりかねません。サッシ窓やコンクリート造りなどの建物は気密性が高いので、家の中で開放型の暖房器具を使う時には、特に換気への配慮が必要です。

自然の風を住まいに通す

最近の住宅は、サッシ窓などにより気密性が高く、冬には寒さ対策から窓や戸は閉め切りで、空気の流れ、換気には配慮されていません。石油やガスストーブの使用により室内の二酸化炭素濃度は高くなり、目には見えませんが、室内の空気は汚れています。昔の木枠サッシの窓や扉は、隙間風が入ってきて冬には寒いのですが、自然と室内の汚れた空気を排気し外の空気に置き換えられていました。現今の住宅で、特に台所でガスで調理をする場合などには換気扇の出番です。寒いからと換気をしないでいると、たちまち空気は汚れます。換気をせずに狭く締め切った部屋に多数の人が集まって居ると、人びとの呼吸により二酸化炭素が多くなり、空気は時間とともに悪くなります。

室内空気の汚染度は、日常的には二酸化炭素濃度を基準として測定されます。一九世紀後半にドイツの衛生学者のペッテンコーヘル教授が、室内の二酸化炭素の許容濃度を〇・一％（一〇〇〇ｐｐｍ）とし、現在もこの値が用いられています。

室内の空気は、少なくとも一時間に半分は、入れ替えることが必要で、室内の換気回数を建築衛生工学分野では〇・五回としています。換気回数は、その部屋の空気が一時間に入れ換わる回数で、一時間の換気量をその部屋の容積（気積）で割り算して求めます。

窓や戸口の隙間などから、自然に生じる換気は自然換気です。これには部屋の内外の温度差や外部の風速が関係します。一般に木造家屋は隙間があり、気密性が低く自然換気量が多く、鉄筋コンクリート造りやサッシ窓の場合には、気密性が高く、換気扇などによる人工換気が必要となります。人工換気には、台所の換気扇のように汚れた空気を室外に排除する排気式換気法と新鮮な空気を室内に送り込む送気式換気法、そして、両者を併用した送排気式換気法があります。

ビルなどの大きい建物で行なわれている空調は、除塵した空気を適度の温・湿度に調整しダクトによって各室に送気し、空気清浄と暖房または冷房を行ないます。一般家庭では台所や浴室などでの排気式換気です。冬の暖房時には暖められた軽い空気は部屋の上に移動し、部屋の床には重い冷たい空気が漂っています。室内では空気の流れに注意し換気が必要です（図２・５）。

室内の上下の気温は、暖房方式によって異なります。暖房には、床や壁などを輻射熱（工学系では放射熱）で部屋を暖める輻射式暖房とエアコンなどによって空気を暖める方式の対流式暖房があります。対流式暖房の場合には、暖められた空気は軽くなり天井

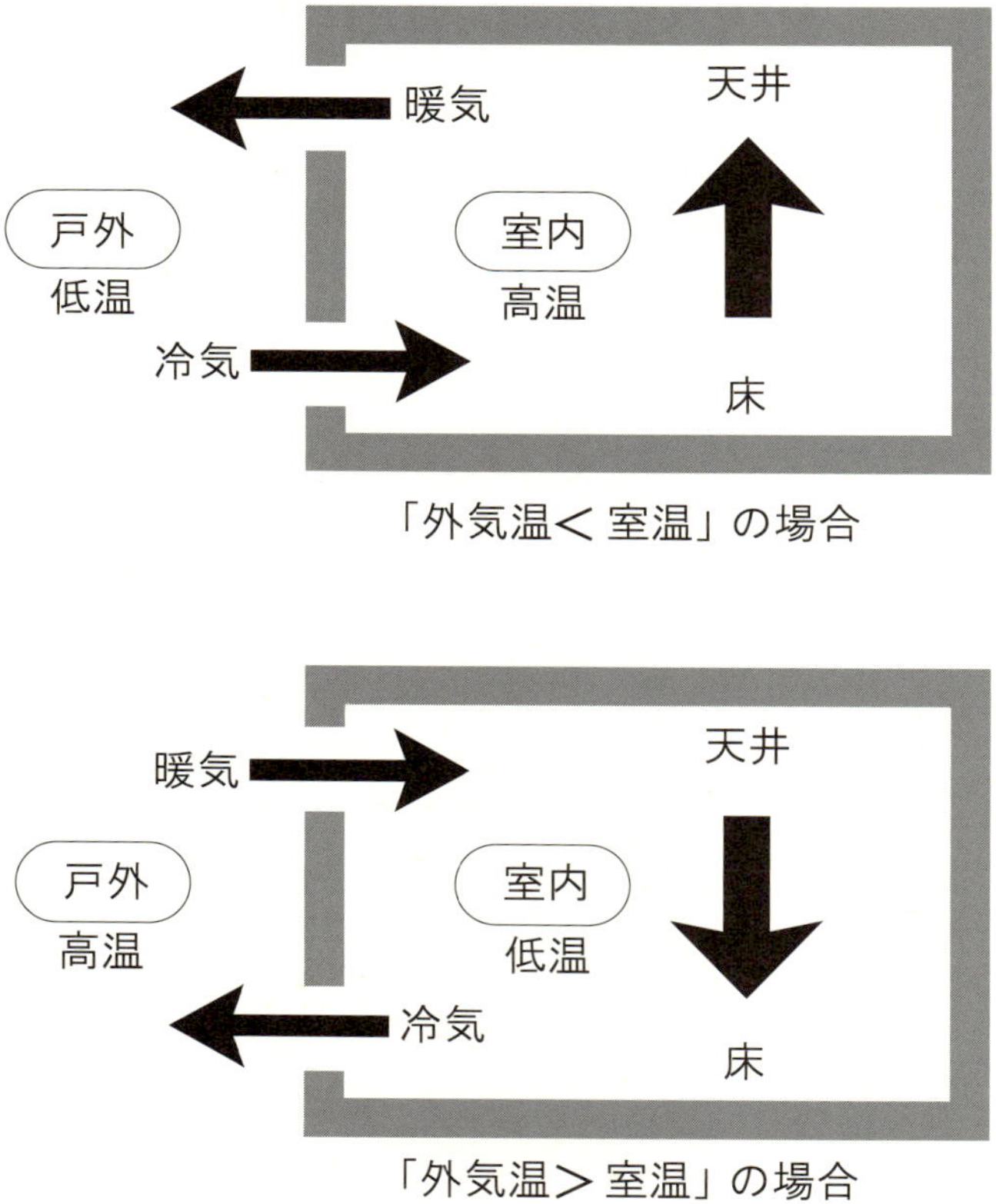

図 2・5　室内外の温度差による換気

暖房で温められた部屋の空気は、軽くなり天井に移動。冷房により冷えた空気は部屋の床付近にとどこおり、冷房病にもなります。生活している場所の温湿度の測定と調節が大切です。

付近に上昇し、足元の床面には冷たい空気が滞っています。素足で冷たい床面に触れると足は冷え、感覚が鈍くなり、床に段差があるとつまずき転倒、骨折し寝たきり状態になることが、しばしばみられます。

床暖房は床面を広く使える利点とともに、バリアフリーの点からもメリットが大です。しかし、電気カーペットによる暖房の際には低温熱傷に要注意です。電気カーペットのスイッチを入れっぱなしで寝込んでしまい、長時間お尻や背中など同じ部位をカーペットに接触していると、その部位に熱が次第に蓄積され、皮膚の表面よりも身体の深部に熱がこんがりと行き渡り、治りにくいやけどの低温熱傷になります。工事が必要ですが床下のパイプに温水を流しての温水式床暖房の場合には、熱源の温水が流動し熱が均一になるので安全です。

部屋の出入りが多く室内の気密性が保てない場合や、外から帰宅し冷え切った室内の床温を暖かくしたいような場合には、電気カーペットは有用です。床暖房のみで部屋の暖かさを得るのでなく、床暖房で床を暖かく保ち、エアコンなどで部屋を暖かくする方が効率的です。

冬季には温度のみでなく湿度が低くなりがちで、暖房していると低湿になります。乾燥からのどなどの呼吸器、そして肌のかゆみや肌荒れなどを起こしやすくなります。暖房時には、温度のみでなく湿度にも留意しましょう。

夏、家のなかで熱中症

以前には熱射病や日射病と呼ばれていた熱中症は、炎天下での仕事や運動時に起こる場合がほとんどでした。熱中症は、地球温暖化や都市部でのヒートアイランド現象などもあって年々増加しています。最近は家の中での熱中症が、高齢者に多くみられます。熱中症による死亡者数は、男女ともに増加し、年齢別には六五歳以上の高齢者で多く、熱中症の総死亡数に占める割合は一九九五年には五四％でしたが、二〇一五年には八一％に増加し、特に七〇、八〇歳代で急増しています。熱波の年には一段と増加傾向がみられます。

熱中症の原因は、身体機能が未発達の乳幼児の場合には、買い物などで目を離しているうちに自動車内や日向の暑さでの発生が多く、児童や小中学生の場合には、炎天下の屋外での遊びや運動時の発生が多くみられます。中年層では屋外作業や冷房のない場所での作業中の発生が多く、高齢者では日常生活、家の中での熱中症の発生が多くみられます。これには高齢者のみの世帯が多くみられ、特に独居老人の死亡が増加しています。高齢者は自分でも熱中症と気づかず、死に至る場合もみられます。

熱中症の予防対策

一日の最高気温が三〇℃以上になる真夏日、そして夜にも温度が下がらず最低気温が二五℃以上の熱帯夜が多くなっています。都市部では、木陰となる緑も少なく、コンクリートの建築物が多く日中に暖められた建物や道路が夜になっても冷えずに、暑熱地帯となりヒートアイランドと呼ばれます。こうした地域では夜になっても家のなかに熱がこもり、知らず知らずに熱中症になり、高齢者は寝ているうちに体調を崩してしまいます。

熱中症の発生には、当然ながら暑さが関係し、そのほかに身体活動や衣服が大きく影響します。対策としてはムシムシする梅雨前からの対応が必要で、日が当たる窓ぎわに朝顔やヘチマなどの植栽、庭やベランダに樹木を植えると、緑陰とともにそよ風を伴って、窓からの自然の涼しさがあります。窓の外にスダレなどを設置し、日射の室内への侵入を防ぐのも効果的です。

家の中では、窓から入った空気が他方の窓やドアから出る、空気の通路のほど良い風の流れが必要です。部屋に窓や換気孔が一つでは、空気の流れは滞りがちです。部屋の相対する位置に空気の流れる窓や隙間が必要です。

衣服は少し緩めの衣服を着用すると衣服内に空気の流れが出来て、皮膚からの見えない汗とともに熱の放散を促します。夏のノーネクタイは首筋からの空気の流れにより熱が逃げて涼しく、省エネルックとして定着しています。社会的マナーを損なうことのない程度に軽装となり、衣服のなかの気候、衣服内気候による暑さ対策が有効です。

白っぽい衣服は、太陽光をあまり吸収せず、黒っぽい日傘は、日陰を作るので外出には適しています。身体に密着した衣服は、衣服内を流れる空気が滞り蒸し暑くなります。住まいにも衣服にも空気の流れが大切です。

湿度が低くカラリとした環境で、木陰からの微風も加われば、気温が少々高めでも体に感じる体感温度は低く、快適に感じます。同じ気温であっても多湿・無風ですと蒸し暑く不快になり、身体に熱がこもり熱中症の危険性があります。

日本の蒸し暑い夏に、冷房は必須化しています。一方で適切に使用しないと冷房病などによって体の調子を損なうことがあります。熱帯夜で暑いからといって、就寝時には冷房の温度を下げすぎないようにし、お腹にブランケットを掛けるなどの配慮が必要です。

冷房によって部屋の温度は、天井付近の温度が高く床付近は冷えすぎになっていることがよく起こります。部屋の空気の流れのために扇風機を部屋の隅に置き、人に風が直接当たらないようにしておくのが効果的です。室内に温湿度計を備え、身近な生活域の室温・湿度をチェックする必要があります。

部屋の暑さの状態を表すには、温度だけでは不十分で、湿度や風速、そして太陽光からの輻射熱の測定が大切です。温度と湿度を組合せ、蒸し暑さによる不快度を示すのに不快指数があり客観的な尺度として有効です。

気温と湿度の関係から簡易的に暑さ指数を求めることができます（図2・6）。暑さ指数三一以上で危険、二八〜三一の範囲は厳重警戒です。室内の気温が二五℃であっても、湿度が高く一〇〇％に近い条件の暑さ指数は二八で厳重警戒、逆に気温が三〇℃と高くても、湿度が四〇％の条件では暑さ指数は二四で、むしろ安全側にあります。

国では省エネルギー対策で、クールビズ、室内温度二八℃を推奨し、この場合の湿度は四〇〜五〇％が目安です。温度が同じ二八℃であっても、湿度が高いと暑さ指数も高く熱中症になる危険性が高くなります。

熱中症かと疑われる場合には、その人の状態や症状により、一刻も早い対処、措置が必要です。意識のある場合には、木陰など涼しい場所に移し、体内の熱を逃がすのに衣服を脱がせ風を送り、氷水などで身体を冷やし、水分を摂取させます。自分で水を飲めない場合や症状が改善しない場合、意識のない場合には直ぐに病院への搬送が必要です。

相対湿度（%）

気温（℃）	20	25	30	35	40	45	50	55	60	65	70	75	80	85	90	95	100
40	29	30	31	32	33	34	35	35	36	37	38	39	40	41	42	43	44
39	28	29	30	31	32	33	34	35	35	36	37	38	39	40	41	42	43
38	28	28	29	30	31	32	33	34	35	35	36	37	38	39	40	41	42
37	27	28	29	29	30	31	32	33	35	35	35	36	37	38	39	40	41
36	26	27	28	29	29	30	31	32	33	34	34	35	36	37	38	38	39
35	25	26	27	28	29	29	30	31	32	33	33	34	35	36	37	38	38
34	25	25	26	27	28	29	29	30	31	32	33	33	34	35	36	37	37
33	24	25	25	26	27	28	28	29	30	31	32	32	33	34	35	35	36
32	23	24	25	25	26	27	28	28	29	30	31	31	32	33	34	34	35
31	22	23	24	24	25	26	27	27	28	29	30	30	31	32	33	33	34
30	21	22	23	24	24	25	26	27	27	28	29	29	30	31	32	32	33
29	21	21	22	23	24	24	25	26	26	27	28	29	29	30	31	31	32
28	20	21	21	22	23	23	24	25	25	26	27	28	28	29	30	30	31
27	19	20	21	21	22	23	23	24	25	25	26	27	27	28	29	29	30
26	18	19	20	20	21	22	22	23	24	24	25	26	26	27	28	28	29
25	18	18	19	20	20	21	22	22	23	23	24	25	25	26	27	27	28
24	17	18	18	19	19	20	21	21	22	22	23	24	24	25	26	26	27
23	16	17	17	18	19	19	20	20	21	22	22	23	23	24	25	25	26
22	15	16	17	17	18	18	19	19	20	21	21	22	22	23	24	24	25
21	15	15	16	16	17	17	18	19	19	20	20	21	21	22	23	23	24

暑さ指数	危険（31以上）	厳重警戒（28〜31）	警戒（25〜28）	注意（25未満）

図 2・6　気温と湿度による暑さ指数

室内では風速は一定として、暑さの程度を気温と湿度で指数化しています。図で室温が 28℃でも湿度が高ければ指数は 31 にもなり危険ゾーンです。逆に室温が 33℃と高くとも湿度が低く 20% では、指数は 24 で安全側です。湿度に注意しましょう。

コラム2　気温と湿度から不快指数を

不快指数の計算に、気温と湿度の関係からは、気温（乾球温度）をTd（度）、湿度をH（%）として、

0.81 Td + 0.01 H (0.99 Td − 14.3) + 46.3

で計算されます。

不快指数が七五を越えると不快の人が増え、八〇を越えるとほぼ全員が不快になるとされますが、高温多湿の生活に慣れた人の場合には、不快指数が七七になると不快に感じる人が出はじめ、八五になるとほとんどの人が暑さによる不快を感じるとされます。体感と不快指数との関係は表2・2のようです。

不快指数（％）	体感
～５５	寒い
５５～６０	肌寒い
６０～６５	何も感じない
６５～７０	快い
７０～７５	暑くない
７５～８０	やや暑い
８０～８５	暑くて汗が出る
８５～	暑くてたまらない

表２・２　体感と不快指数

室内の環境基準で風速は 0.5m/ 秒以下とされ、不快指数は以前から蒸し暑さの指標として使われています。風のほとんどない場所での快適さ、体感、不快指数からは、不快指数が 65～70 で暑くもなく快適で、指数が 80 を超えると暑くて不快となります。

冬の陣、寒さ対策

高齢者は寒い環境に長く居ると体温が低下します。舌下温や直腸温、食道温など、身体の内部の温度を中枢温といい、これら体温が低くなると、身体の免疫、抵抗力が低下し、風邪をひきやすく、気管支炎、肺炎ともなり、全身の機能が障害され、生命にかかわることにもなります。舌下温や直腸温などが三五℃未満を低体温症と言います。

冬季には家の中で、高齢者が低体温となり、凍死する場合もあります。老人性低体温症です。老人性低体温症は一九五〇年代に高齢化の著しいイギリスで多発し社会問題になりました。独り暮らしの老人や高齢者世帯で、昔ながらの天井の高い広い家に住み、暖房の不十分な環境でした。当時、イギリスでは低体温症の実態調査や研究が行なわれ、安全な居住環境の面から、家屋の断熱性や暖房装置、光熱費などに社会的対応が求められました。

加齢とともにエネルギー代謝などの身体機能が低下し、高齢者は体温を一定に保つ力が弱くなり、温度感覚も鈍くなり、寒さに気付かずに衣服や暖房などによる対応が不十分となって、老人性低体温症が起こりやすくなります。

冬季の室温は、衣服や身体の活動度によっても異なりますが、座っているような場合には室温二〇～二三℃くらいが適温で、適切な湿度は五〇～六〇％です。低湿環境では、呼吸器や皮膚が害を受けやすいので、口呼吸ではなく鼻呼吸とし、マスクを付けるとマスク内が呼気による水分で湿度が高く効果的です。

一般のエアコンやストーブでは、空気は暖められ軽くなり部屋の天井に上昇し、足元には重い冷たい空気がよどみ、部屋の天井と床面の上下温度差が大きくなります。コタツは頭寒足熱で、使い勝手は良いのですが、コタツのみでは室温は低すぎる場合がしばしばです。最近は、床暖房が普及しています。冷えやすい足元を暖め、室温がさほど高くなくとも床暖房による輻射熱によって部屋全体が暖かくなります。ただし、電気式のホットカーペットを使用する場合には、治りにくい低温やけどに注意が必要です。

寒さ対策には当然、寒冷の北国と温暖な南国では大きな違いがあります。北海道では家全体を暖める全体暖房が多く、窓も二重窓、そして三重窓の場合もみられます。本州、東北地方ではコタツやストーブなどの局所暖房が多く、窓も一重窓が一般的です。近年は、省エネルギー対策もあり、新築や改修の際には、窓の二重サッシやペアガラス、床や壁の断熱化が進められています。

東日本大震災による仮設住宅での調査結果では、冬季に使用されている暖房は、コタツやエアコンの使用が多く、なかでも電気コタツと電気カーペットの併用が多くみられました。煙突なしの石油ファンヒーターや小型石油ストーブの使用もありました。寝室の暖房では、就寝前の短時間のエアコン使用が多く、エアコンの設定温度は、各戸の設定温度はいろいろで、温度幅は一四～三〇℃と広く、二五℃の設定温度が多くなっていました。

図２・７は仮設住宅の一事例で、気温の低い一月のＭ家の居間の一日の温度と湿度の変化です。日中は暖房により一五～二〇℃を示し、夜間には次第に低下し、早朝には室温は最も低い一〇℃でした。湿度は日中には三〇％台と低く、夜間には四〇％以上でした。これらの温度、湿度の変化は、仮設住宅での暖房のエアコン使用による影響が大きいと思われます。

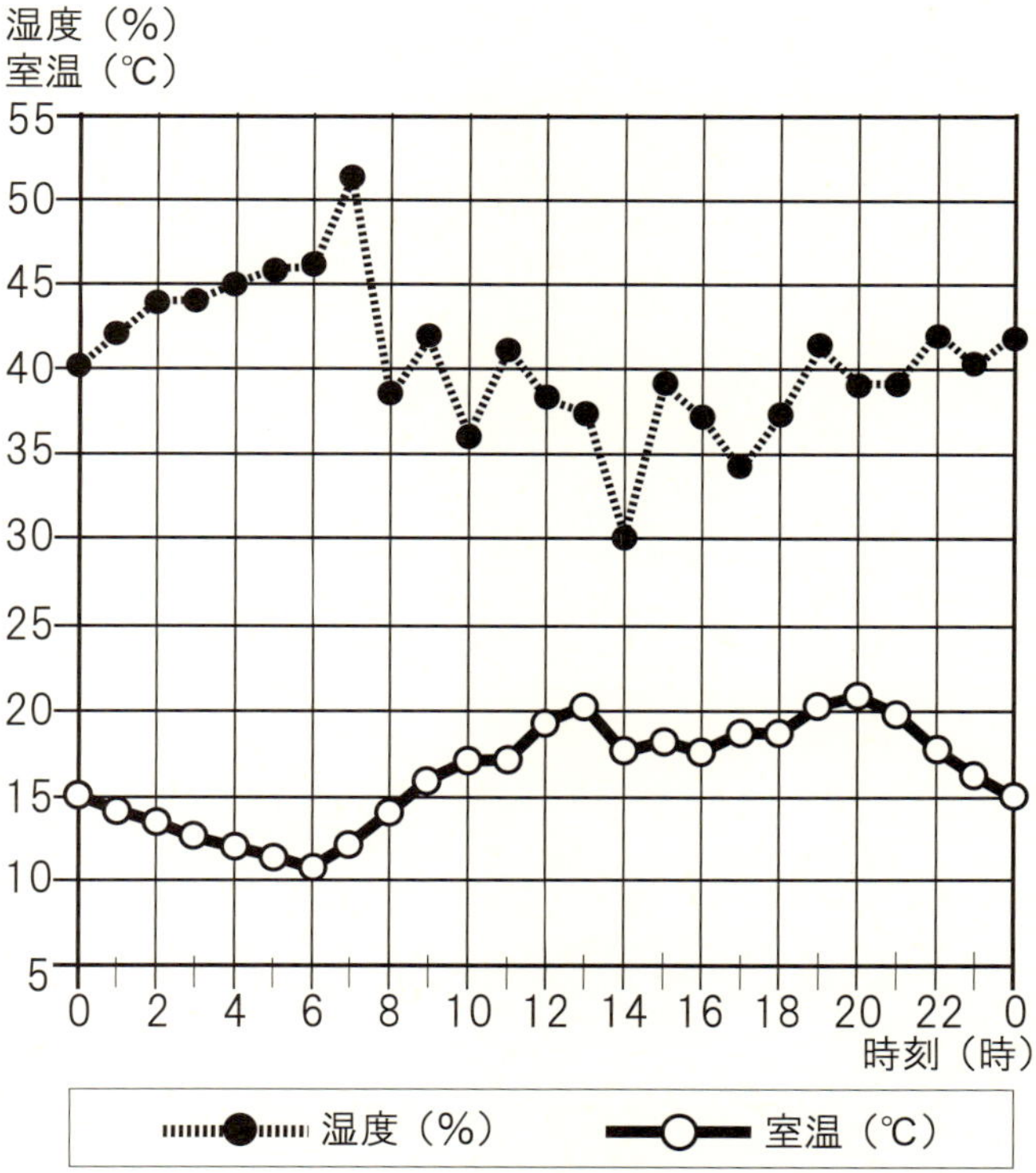

図 2･7　１日の温度と湿度の変化（冬季の M 家の居間）

一般の家庭では冬に室温が日中は暖房で 20℃くらいですが、湿度は 40% 以下でかなり低くなっています。低湿でインフルエンザなどのウイルスが増え、普段の感染症対策が大切です。部屋に生け花や植木をおき水遣りを小まめにすると低湿対策になります。

風邪やインフルエンザ、気管支炎、肺炎と、冬には呼吸器の病気が多くなります。湿度の低いことが関係します。鼻や口腔の粘膜には水分が多く含まれていますが、乾燥状態になると細菌などが繁殖、インフルエンザ・ウイルスは低湿低温状態で働きが活発になります。風邪をこじらせ無理をすると気管支炎になり、高齢者では肺炎へと重症化します。

温度が低く寒いと感じる時には、衣服を着こみ暖房のエアコンの温度調節をします。冬の住まいで注意すべきは低い湿度です。身近な加湿方法は、洗濯物の室内干し、部屋に生花を飾る、鉢植えを置く、水槽に魚を飼うなどもお薦めです。加湿器の場合には水の調整や清掃など手入れを怠らないことです。怠ると、汚れた加湿器で雑菌が繁殖し、家中に菌を拡散することになります。

鼻呼吸の際には鼻で空気を吸い、鼻の粘膜で空気に水分を与え、鼻毛で空気中の汚れを除きます。睡眠中に口呼吸になっているようでしたら、空気抵抗の少ない薄いマスクの着用がお薦めです。マスクの内側は呼吸によって湿気が多くなっています。

コラム3

頭を冷静に、足は温めて「頭冷足暖」

室内の上下温度差について、実験室に椅子座位のコタツを設えての実験で、コタツの下半身を三〇℃にして、上半身は日をかえて一五℃から三五℃まで五度刻みの温度に設定し、九〇分間、椅子に腰掛けての実験です。計算や感覚などについての結果で、温熱感覚については上半身一五℃では寒すぎて不快、三五℃では暖かすぎて不快、それも長時間、九〇分時にはさらに不快度が増し、上半身二五℃と二〇℃で快適との結果でした。

同時に行なった計算テストの成績は上半身一五℃、二〇℃で成績がよく、二五℃以上では成績が落ち九〇分時にはさらに低下し、二五℃では計算ミスが多くなりました。

実験結果からはくつろぐ場合には上半身二五℃の条件が好く、そして、デスクワークや学習の場合には能率上から上半身は少し寒い一五℃、二〇℃の条件が推奨されます。頭寒足熱状態で、頭を冷静に物事は速く判断する「頭冷足暖」が好しいと言えます。

最近は一般家庭でも床暖房などの輻射暖房が普及しています。床暖房の場合には床面の温度が最も高く、室内の気密性が高い場合には、床付近から部屋上部の室温にあまり温度差がみられず、室温は時間とともにほぼ均一になります。

スリッパ使用時の床温度と快適感についての実験では、二〇～二八℃の床温度で九〇％の人が「ほぼ快適」としており、二三～二五℃の床温度でさらにより多く九五％の人が「快適」としています。床温度が一五℃と低い場合には二〇％の人が冷たさで不快に感じ、逆に床温度が高く三二℃くらいになると二〇％の人が暑さで不快と感じます。

第三章　住まいを健康にするには

はぐくむ

1 住まいの空気と水の環境づくり

住まいの水源

日本列島の中央部には山々が連なり、山に降った雨は流れとなり、山間部の流れは急流で滝のようです。流れは川となり、やがては海へと繋がります。

水道水の供給は各自治体により行なわれており、水道料金は人口や浄水場の規模により異なります。山間部では伏流水、清水が源泉で、あまり手を加えることなく浄水・配水ができます。下流の都市部では工場や家庭の排水などで汚染された川を水源として取水し導水管により浄水場に行き、ろ過、消毒が行なわれ家庭に配水されます。取水水源が汚染されている場合、水質によってはかなり高度の浄化過程を必要とし、消毒過程により発癌性物質が生じ問題になります（図3・1）。

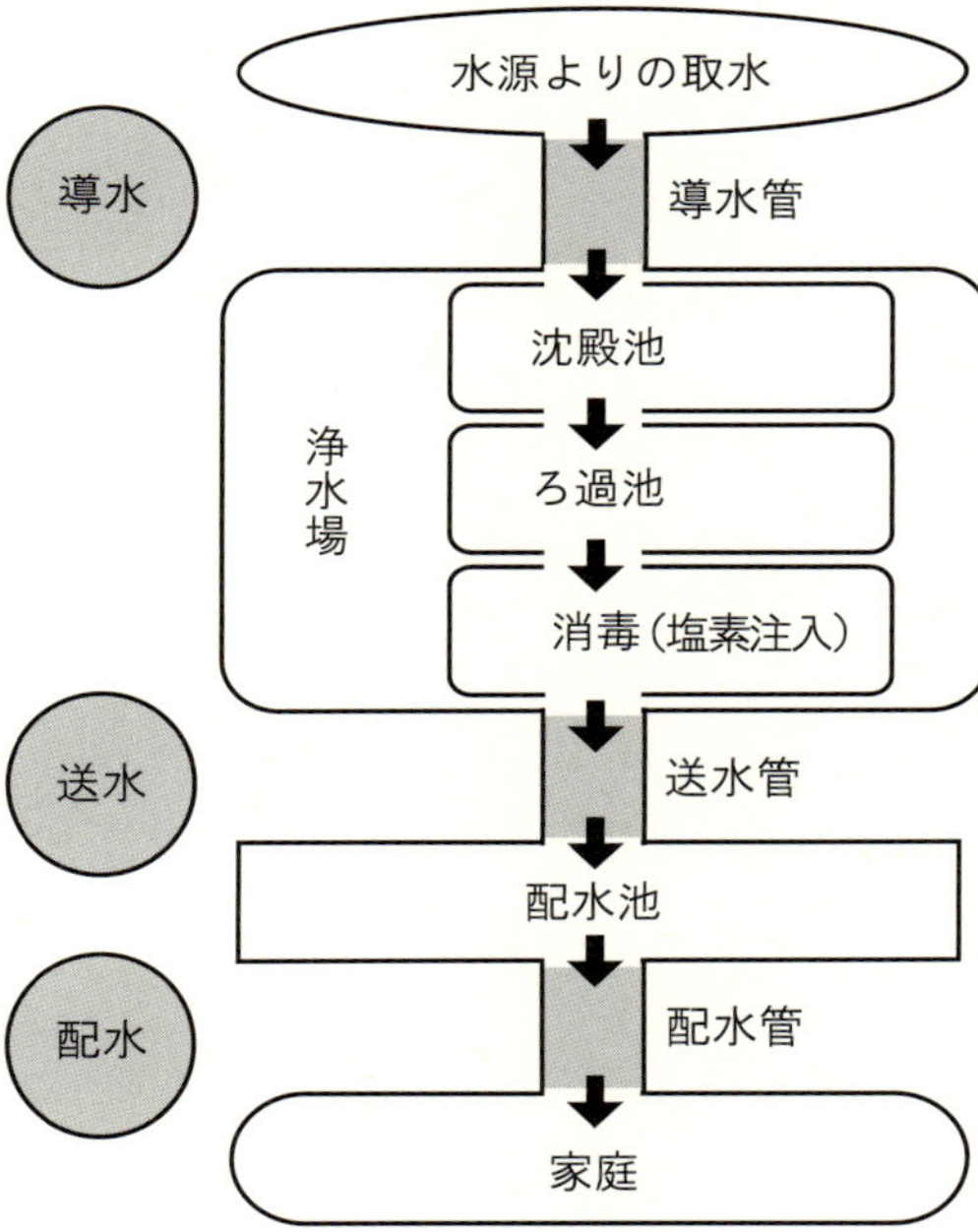

図 3・1　上水道の機構

水源の多くは河川や湖沼です。浄水場では土砂などを沈殿、ろ過しほとんどの雑菌は除かれますが、さらに塩素を加えて消毒して配水池、各家庭へと送られます。家庭での水使用の多くがトイレや風呂に使われ、飲料水はペットボトル水になると、塩素消毒の重要性は薄れます。

飲用水として各地の名水が競って販売され、外国からの飲料メーカーも参入しています。各家庭への上水道水は、飲料水としての水ばかりではなく、雑用水の水洗トイレや洗濯、風呂に使われています。団地や会社では雨水を利用し中水道として、トイレや散水などに使用している場合があります。用途に応じた水質が求められます。

河川や湖水は、古い時代からの治水権で守られています。発電用ダムなどに使われる河川の水を利用する利水権は、地元の自治体ではなく電力会社などが所有している場合があります。利水権を地元の自治体が保有、活用することが地域の活性化になるものと考えられます。

水道水と同様に営利目的でなく電気を地元で供給するには、電気を送る送電線の整備の充実が重要です。都市部では送電線の地中埋設が進められています。野を越え、山を越えての長距離の送電網にはロスが大きく、保守点検も行き届きません。地元でのエネルギー、電力供給を、地域の特色を生かした自然循環型の発電方式で行ない、地産地消によって地域の利益、活性化になるものと考えられ、発電・送電の分離が必須です。

発電システムは地域の特性によって、晴天の多い地域では太陽光発電を、ビル風、潮風、山風など絶えず風が流れている所には風力発電を、河川の急流な流域の集落、地域では小中規模の水力発電を、地域によっては地熱発電、バイオマス発電もあります。地の利を生かし、自然の力を利用、恵みとしての循環型の自然エネルギー活用があります。生活環境を重視した自然の恵みを享受する道です。

人と水のかかわり

水は人間にとって生命を保つのに不可欠です。人は食事をとらなくとも、水さえあれば数十日は生きることができます。身体が普通に必要とする水の量は、一日数リットルです。炊事や洗濯など日常生活で使う水の量は、大きく異なり、文明が進むに連れて、使用する水量は増加します。公園の噴水や道路の清掃などに使われる公共用水もあります。農業に使われる灌漑用水、産業用の冷却水や洗浄水、そして、一般家庭で利用される生活用水と、人びとをとりまく水使用は異なります。

水は人びとの生存、生活に欠かすことの出来ないものであり、人類の文化、文明の進展に密接に関係しています。水の性質の悪化は、人びとの健康状態に知らず知らずのうちに重大な影響を及ぼします。

上水道について

水を飲むにしても、風呂に入るにしても、用途にあった水の安全性が大切です。安全な水の確保のための上水道は、人びとの健康を保持するうえで不可欠です。

当初、水道は伝染病の予防の面から、人びとに衛生的な水を供給することを目的としていました。現在では水道は社会のいろいろな局面に使用され、日常生活や産業活動で必要不可欠となっています。

水道の普及は都市部を中心に進み、総人口に占める給水人口の割合からみると、昭和三〇年度には全国平均で三〇%強であったものが、四〇年には七〇%弱と増加しています。昭和五五年には水道の普及率は全国平均で九〇%以上に、そして、平成七年には九五%以上となっています。

水道事業は公営優先で行なわれており、ほとんどは、市町村公営の形です。水道法で規定されている一〇一人以上の給水人口規模の水道事業所は、全国で一万六五〇〇余りで（平成四年度）、そのうち簡易水道による場合が六二％と多く、その他は専用水道二五・五％、上水道事業が一二％です。しかし、経年的には簡易水道事業数が減少し、後二者が増加しており水道事業の広域化が図られています。

水使用量は年々増加しています。上水道の一日平均給水量は、昭和四五年には全国で約二五〇〇万立方メートルであったものが、昭和五五年には三五〇〇万立方メートルへと一〇年間で一〇〇〇万立方メートルの増加を示し、経年的に増加しています。

こうした用水は、一般家庭への生活用水、病院や事務所など都市機能を維持するために必要な都市用水、そして工場で使われる工場用水などに区分されます。生活用水は水使用量全体の半分以上を占め、その割合は年々増加しています。生活用水の増加の原因には、核家族化と家庭での洗濯機などの水使用機器の普及があります。世帯の構成人員が少ないと、風呂や炊事などの一人当たりの水の使用量は増え、さらに洗濯機の大型化や風呂、シャワー、給湯設備、そして水洗トイレなど水使用機器の各家庭への普及が進み水の使用量が多くなります。

地域や生活環境によって水使用量にはかなりの差がみられますが、生活用水の用途として、一般的に最も多いのが電気洗濯機による洗濯です。ある調査結果からそれらの割合をみると、電気洗濯機による水使用は、生活用水のほぼ二七%を占め、炊事・飲料に使用される水は家庭によりかなり増減がみられますが、二五%から一七%、水洗トイレは二一%から一五%、風呂は約二〇%です。その他、手洗い、洗面、掃除、散水、洗車などが一〇%といった割合です。

水道水源の確保は、水量的な面のみでなく、水質的な面からも問題となります。雨の少ない季節や地域によっては、しばしば渇水の状態になります。取水量は年々増加し、水源別の取水量では、ダムなどの河川の表流水や湖沼からの取水が最も多く七〇%以上を占めています。その次に井戸からの取水が二二%であり、残りが泉などの伏流水によるものです。

地下水は雨や雪が地下に浸み込み地下を流れる水で、これには浅い流れの浅層地下水と地下深くまで浸み込んで流れる深層地下水とがあります。浅層では数年から数十年の水で、深層地下水では数十年から数百年の水の流れです。地下水の流れは一般に浅層ほど流速は早く、一日に数メートルから数百メートルにもなり、大部分は浅層部を経て、河川や海へと流れ込みます。

日本の水道水は、水質基準によって飲み水としての安全性は確保されていますが、味は水源や浄水方法によってかなりの差がみられます。一般に湧水や地下水を水源としている地域の水は味がよく、また、河川水でも汚染されていない上流の水や湖の水を水源として、浄水場でゆっくり緩速ろ過法を行ない、水の浄化のためにあまり薬品を使用していない上水道の水の味は良くなります。ただし近年は多量の水を得るため、薬品を使い急速ろ過法による場合が多くなっているので味がおちます。さらに、止むを得ず汚染された下流の河川の水や湖沼の水を、多量の薬品を使って急速ろ過した場合の水道の水の味はかなりおちます。汚染された水でもオゾン処理や活性炭処理、生物処理などの高度浄水処理によって安全で異臭のない水をつくりだすことは可能ですが、経費は高くなり、味がまずく高い水になりかねません。

近年、水源を取りまくきびしい環境条件によって、粒状活性炭ろ過法などの処理方法を用いた高度浄水施設を導入している浄水場が増加しています。

水源の汚染

水道では供給する水の衛生、安全性を確保するため水質の良い水源を必要とします。近年は河川水の汚染、地下水の汚染もみられ、衛生的で安全な水を得るのが難しい状態です。汚染事故のみでなく、一般的な汚濁も含めると、数は著しく増加します。湖沼や河川の水は、洗剤などに含まれているリンや窒素などにより水の富栄養化が生じ、上水道の異臭味やカビ臭の原因となります。

日本では細菌やウイルスなどの微生物による水系伝染病、水系感染は少なくなっています。しかし、夏になると水系伝染病による食中毒は多くなります。開発途上国ではいまだ水系伝染病が猛威をふるっています。一方、先進諸国では産業排水や都市への人口集中に伴う生活排水の増加などにより、人びとをとりまく環境のなかの水質は悪化しています。水汚染は廃水による河川の汚染から河口へ、そして海洋汚染へと拡大、地下水汚染も問題となります。大気汚染とも関係し、雨水の水素イオン濃度の低い酸性雨による植物への被害もみられます。こうした、水質の悪化に伴い環境の悪化、人体への健康影響が憂慮されます。

雑用水とは、人の飲用以外の用途の水の総称です。建築物内で発生した排水の再生水、雨水、工業用水などが雑用水として利用されます。使用用途としては、便所の洗浄水や散水、消火用水、栽培、清掃用水など多様です。

家庭で使用される上水道水のうち、飲料水や料理などに使われる水量は少なく、多くは洗濯や風呂に使用されています。さらに飲料水はペットボトルでの販売合戦です。離れ小島など地域によっては天水、雨水が生活用水になっている所もあります。

各地の水道料金は、地域差が大きくなっています。水道事業には設備、運営費など必要経費を要し、各家庭の水道料金に跳ね返ってきます。伏流水、泉、地下水などのきれいな水源からの水の場合は、浄水場からの配水、水質検査の衛生管理などで経費は安くなります。汚染された河川水を水源とした場合にはろ過し消毒するにはかなりの経費を要します。東京都のような人口密集地ならば送水管や配水管が短く効率的ですが、市町村合併による地域では送水管や配水管の経費や管理などで、各家庭の負担は重く大きくなります。

大規模団地や大企業では雨水をろ過するくらいの処理をして中水道を雑用水として使

用しています。設備費は当初はかかりますが、体制が整えば安価に水を得ることができます。自治体では、下水道を完備し中水道を活用し、各家庭には安全で安価な水を供給することが責務です。

空気の質をどう確保するか

人は呼吸し空気中の酸素を取り入れ二酸化炭素を排出し、大勢の人が居るだけで室内空気は汚染されるので、換気が必要です。近年は建物や家具に新建材が使用され、合板などの接着剤に含まれるホルムアルデヒドや塗料に含まれる溶剤などの合成化学物質が、気密性の高い建物で室内空気汚染を引き起こし、シックビルディング症候群を起こし問題となります。

建物への空気の出入りには、人が室内の空気を入れ換える換気と、すき間などから空気が出入りする漏気《ろうき》とがあり、気密性の高い住宅は漏気を少なくした高性能の住宅で、上手くコントロールされれば快適な住まい空間となります。

冬季には寒さのため気密性を気にするあまり、換気を怠る傾向がみられます。部屋の呼吸である吸気と排気のバランスによって空気の質が良好に保たれます。オフィスビルや病院などでは一般に排気・吸気ともに機械設備で行なわれます。一般家庭では台所や浴室、トイレで換気扇を使っての機械排気と窓などからの自然吸気になります。

高気密性住宅ともなると漏気は少なく、部屋の空気は一時間に四分の一も入れ換わらない、換気回数〇・二五回／時（一時間当たりの換気回数）以下になります。台所でガスコンロなどを使う場合には、換気回数を増して四〇回／時もの換気空気が必要となります。窓などの開口部にサッシを使った気密性の高い建物で、安全で快適な生活をするには、換気に留意し新鮮な空気の確保が住まいの基本です（図3・2）。

汚れた空気を入れ替える際に、熱交換器が有効です。汚れた空気を外へ排気し、同時に熱を回収する熱交換換気装置です。原理は、身体の中で手足の動脈と静脈はほぼ並行しており、心臓から出た動脈は温かく、手の先や足の先までに温度は次第に低くなり、動脈と静脈の間での熱交換と同じです。熱交換器付きの換気設備により絶えず換気を行な

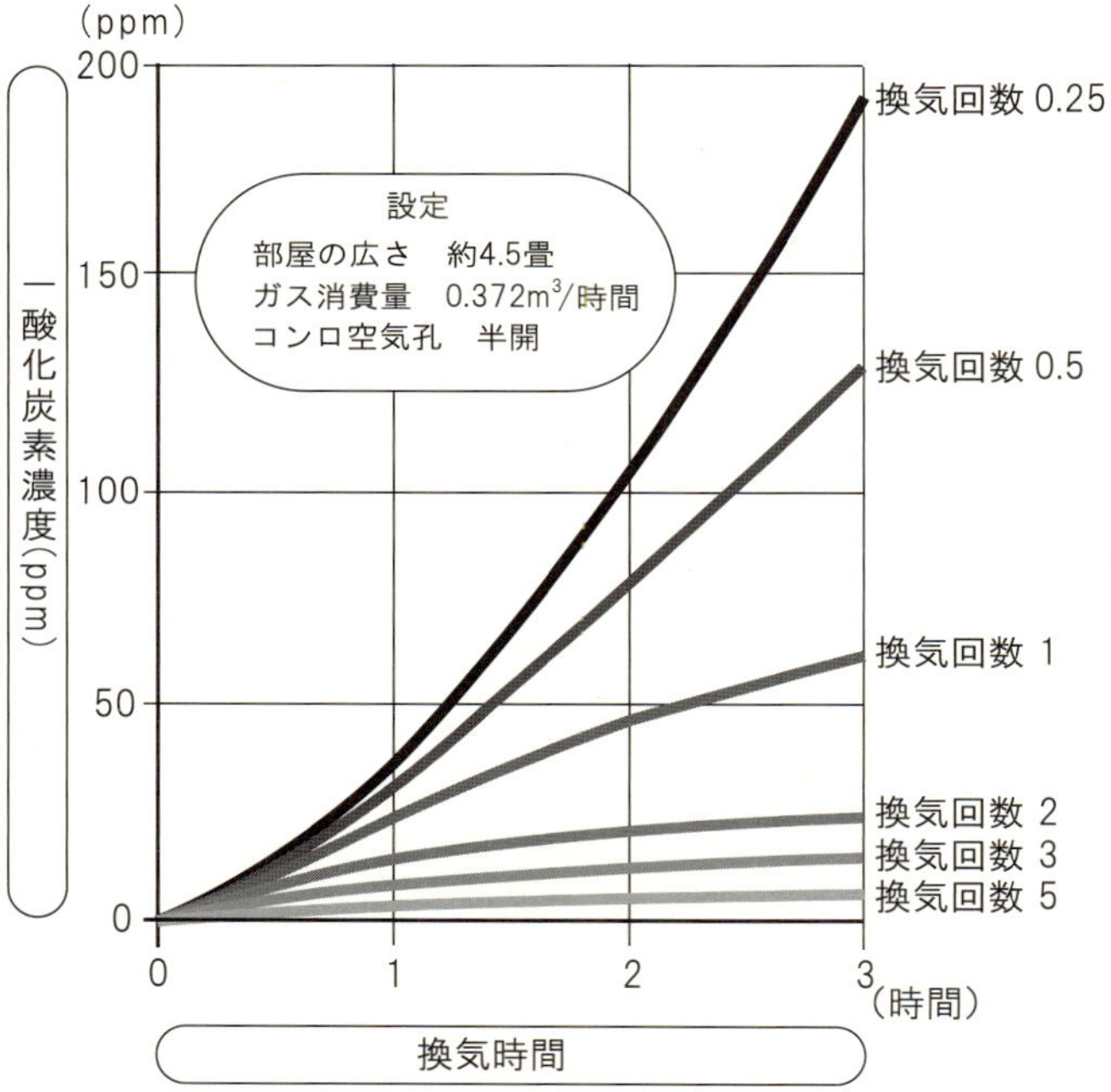

図 3・2　部屋の換気と一酸化炭素濃度

狭い部屋でのガスの使用は充分に換気をしないと非常に危険です。換気回数は 1 時間に部屋の空気が入れ替わる量です。換気回数が少ないと時間とともに一酸化炭素濃度は急激に増加し中毒事故になります。

い部屋の熱を回収し、外部からの新鮮な空気を確保する必要があります。しかしメンテナンスを怠るとゴミが詰まり、血管は狭くなり、ついには閉塞《へいそく》を起こすのと同じことになってしまいます。メンテナンスに配慮し、部屋は絶えず新鮮な空気を保つ必要があります。

住まいが原因で起こる病気

シックハウス、化学物質過敏症

建物の環境が原因で人に起こる病気があります。日本ではシックハウスが問題となっています。シックハウス（病気の家）は、住んでいると病気になる不健康な家です。従来の木造家屋は夏向きに造られ、風通しも良く換気回数も多く、室内の空気汚染については、無縁の存在でした。しかし、冷・暖房時の省エネルギーのため、気密性の高い建物が多くなっています。気密性の高い部屋の中では建材や家具に使われる接着剤などにより室内に化学物質の濃度が高く、室内の空気環境が悪化し、病気の原因になります。

以前、アメリカでは、オフィスなどの気密性の高い建物で、冷房や暖房の省エネルギーのために外からの新鮮な空気の取り入れ量を減らし、それまで一人一時間に三〇立方メートルであった換気量を約三〇%に減らしました。その結果、暖房のエネルギー量を減らすことは出来ましたが、そうした建物で働く人びとに、頭痛やめまい、吐き気を訴えるケースが多発し世界的な社会問題となりました。WHO（世界保健機関）では、一九八二年に室内空気汚染についての会議を開き、これらの建物にシックビルディングという言葉が使われるようになり、各国での対策が求められました。

建物の冷・暖房、空調設備、排気装置の不備などによって、汚染された空気が人びとに、不快感や体調不良、アレルギー症状などを起こす場合がシックビル症候群です。日本では、住宅、特に新築の住宅の居住者に身体の不調を訴える場合が多くみられ、シックハウス症候群と呼ばれます。特に新建材を使った新築住宅の場合に問題となり、こうした住宅をシックハウスといいます。

健康影響には長期間にわたって症状の続く場合と、時間経過とともに症状が軽くなる一時的な場合とがあります。シックハウスの症状として目やのど、気道の刺激、アトピー性皮膚炎などアレルギー症状、めまい、だるさなどの倦怠感《けんたいかん》、知覚異常などの症状が多くみられます。アメリカの国立労働安全衛生研究所で行なわれた調査によると、症状として多いのは、目やのどの刺激症状で七〇％以上にみられ、頭痛も多く約七〇％を示し、疲労感や鼻づまりが五〇％台、皮膚の刺激も約四〇％にみられました。粘膜などの刺激症状から、アトピー性皮膚炎などのアレルギー症状もみられました。

症状は人により多彩で、刺激症状やアレルギー症状のほかに、化学物質過敏症が問題となります。これは従来の中毒では考えられないごく微量の化学物質によってアレルギー様症状を示すものです。室内の環境汚染、食品の残留農薬などに長期にわたって曝露《ばくろ》され、体内に摂取されると症状が現れてくるものです。最初にある程度の化学物質に曝露されると過敏状態となり、その後、同じ物質に少量でも曝露されると過敏症状を伴ってきます。

これらの症状には、疲労しやすい、手足の冷え、発汗異常などの自律神経系の症状をはじめとし様々な症状がみられます。初めの症状として、のどの痛みや乾燥感などの気道症状、結膜刺激症状が多く、不眠、不安、うつ状態などの精神障害、手足の末端部の知覚異常や運動障害などの末梢神経障害もみられます。また心臓がドキドキする心悸亢進《しん》や下痢、便秘、皮膚炎、喘息などの症状もみられます。中毒の場合には量が増すとほとんどの人が症状を示し、重症化しますが、化学物質過敏症は人による差が大きく現れます。これには各個人の免疫力、解毒などの防衛体力が関係するものと考えられます。

シックハウスの原因として、建物の不適切な換気や室内で発生する空気汚染物質があげられます。汚染物質として新建材や合板などの接着剤などに使用されているホルムアルデヒドなどの揮発性の化学物質や複写機、事務機器などからのオゾン、塗料に含まれているトルエン、キシレン、それに各種建材の保存剤、シロアリ防御の防蟻剤などがあげられます。

シックハウスの原因物質の一つとして、ホルムアルデヒドが注目されています。ホルムアルデヒドは無色で刺激臭のある、水に溶け燃えやすい可燃性気体です。よく耳にしますホルマリンはホルムアルデヒドの水溶液で、ホルムアルデヒドの三七%水溶液にメタノールを加えたものです。ホルムアルデヒドは合板用接着剤や、フェノール樹脂などに使用され、建材のみでなく、繊維製品の中にも樹脂加工剤として使用され、含有されている場合があります。また室内ではタバコの煙や開放式ストーブなどの燃焼排気中にも含まれています。室内でのホルムアルデヒドの発生には、気温や風速などによる影響があります。新築の家ではホルムアルデヒドなどの濃度が高く、シックハウス症候群を起こしやすいことから〝新築病〟とも呼ばれます。新築直後には接着剤など、建材の表面のホルムアルデヒドが気温の高い状態で揮発し、閉めきった室内で高濃度になります。表在性のホルムアルデヒドが揮発し終わっても、建材内部にあるホルムアルデヒドはその後も室内に発散します。

省エネルギーや建物の質の面からは高気密・高断熱の建物、住宅は望ましいのですが、季節や風土による使い分けが大切です。シックハウスの日常の対策として、季節や気候の良い時には窓を開け自然換気を促し、また、特に温度の高い夏季には溶剤なども気化しやすいので普段の換気に配慮し、冬季には換気扇などの機械換気によって室内の空気をきれいに保つことが大切です。

新築の場合には、新建材などに含まれるホルムアルデヒドやペンキに含まれているトルエンやキシレンなどの有機溶剤の室内への飛散を減少させるため、新しい建物の引き渡し後、すぐには入居せず、少なくとも数週間、出来れば数ヵ月は換気を良くし、家の養生をしてからの入居が望ましく、場合によってはこれらの物質の揮発を促すため、入居前に室内を暖め、温度を高くしてこうした化学物質を追い出すことが効果的です。

アスベスト

アスベストは建物などの断熱材などとして、かなり長い年月にわたり多く使用されて来ました。石綿肺は、肺臓で石綿（アスベスト）が鉄蛋白《たんぱく》に覆われ、石綿小体となり、痰《たん》の中から検出されることがありますが、多くはアスベストが肺に沈着し、肺癌、悪性中皮腫の原因になることから、今では製造も、使用も禁止になっています。しかし、これまでに断熱材などとして使用されている建物の修理や取り壊し時には、周りの大気中に飛散することが考えられ、周りの環境汚染が懸念され、作業者への曝露にとどまらず、周囲への環境汚染となります（図3・3）。

一時期、日本では建材にアスベストが、石綿スレートなどとして多く使われていました。アスベストはカナダのケベック州の鉱山などで採掘されている天然の鉱物で、断熱

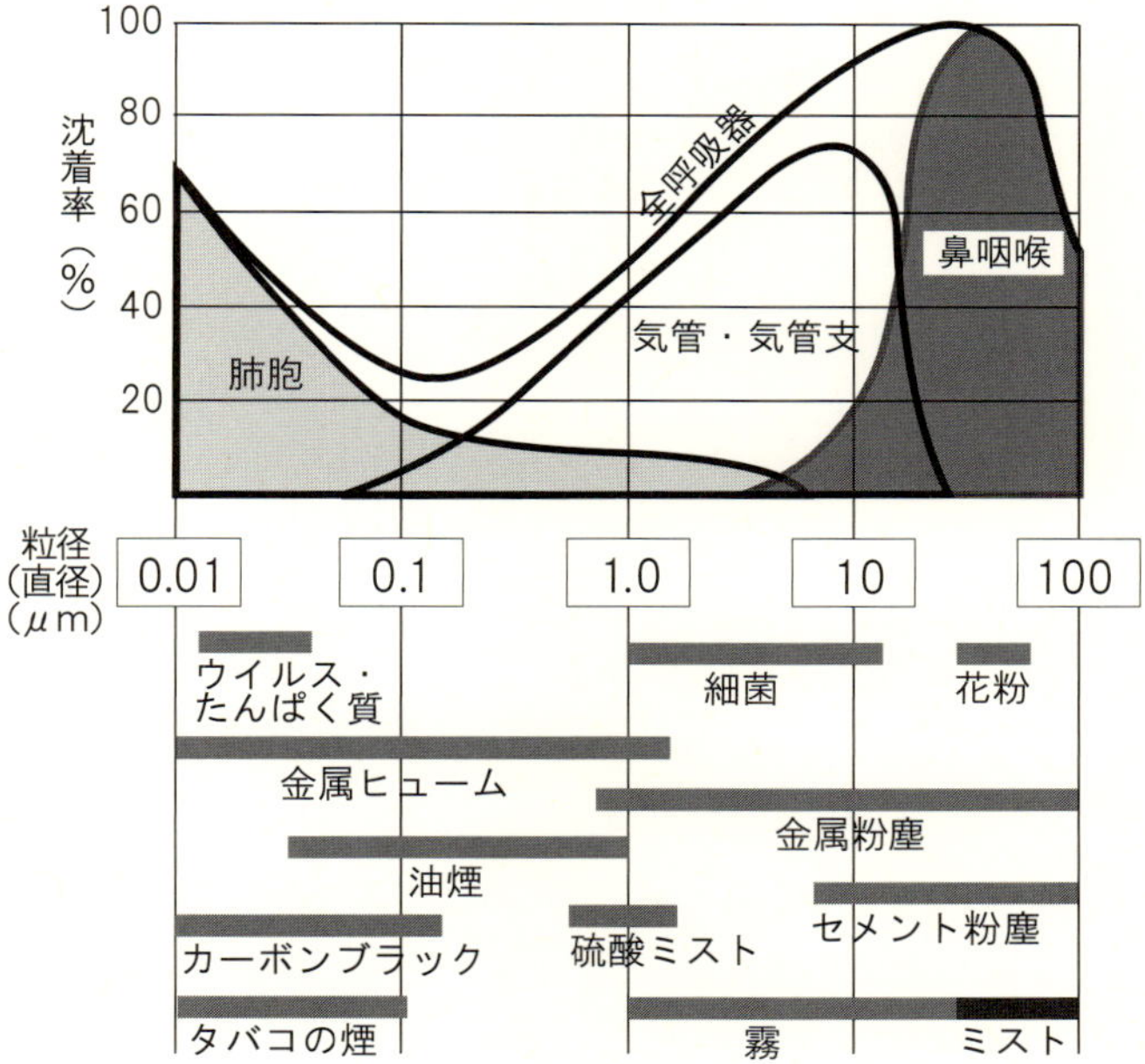

図 3・3　塵埃粒径と呼器内の沈着率（上図）
各種粉塵の粒径の大きさ（下図）

呼吸によって吸い込まれた粉塵は鼻や気管、気管支の粘膜に沈着し痰《たん》となって排出されますが、粒径の大きさが 0.1 ミクロン（μｍ）以下のタバコの煙などは肺の奥、肺胞への沈着率が高く肺の機能は次第に低下します。

性や絶縁性にすぐれ、酸やアルカリにも強く、腐食しないなどの特性があります。イギリスでは産業革命期に工業的に利用されており、日本では二〇世紀に入り建設や自動車製造など多くの分野で使用されてきました。

医学、健康面では　イギリスにおいて一九一〇年代に石綿肺が問題となりました。石綿肺を含め塵肺《じんぱい》はいろいろな粉塵を多く含む空気を長期にわたって吸入することにより生じる肺組織の線維化を主とする病気で、薬などで治りません。アスベストやホルムアルデヒドのように建築部材のなかには、物理・化学的特性から工業的に有用で多用されていても、健康面や環境面から問題となる場合があり、後の世代への負の遺産になってしまいます。住まいには安全・健康が何より優先されるべきです。

レジオネラ症

空調の冷却塔などによるレジオネラ症が問題になります。レジオネラ症は一九七六年七月にアメリカのフィラデルフィア市のホテルで行なわれていた在郷軍人の年次大会の際に集団発生が起こったことから、在郷軍人病といわれました。この場合、ホテル宿泊者の患者数は一八〇余名で、死亡割合は約一六%と高率でした。倦怠感《けんたいかん》の前駆症状が多く、六～一八時間後に発熱と咳の症状を伴い、その後に肺炎によく似た症状を起こすレジオネラ菌による細菌性疾患と判明しました。

レジオネラ症は、非肺炎型と肺炎型に分けられます。非肺炎型はアメリカのデトロイトのポンテアック役所で軽症の肺炎患者が多く発生したことから、ポンテアック熱ともいわれます。倦怠感、筋肉痛、三八℃台の発熱が見られますが、二～五日で回復し一般に軽症です。一方、肺炎型レジオネラ症は二～八日の潜伏期の後、倦怠感などの前駆症状から一日以内に悪寒を伴って四〇℃くらいの高熱、咳、呼吸困難などの症状を伴います。適切な治療を行なわないと死亡割合は一五～二五%にも達します。

レジオネラ菌は土壌や淡水に生息するグラム陰性桿菌です。自然界では淡水中の藻類と共生し、原生動物に感染しその動物内で増殖します。地表では深さ約一〇センチ周辺に生息し、工事などで土地が掘りかえされると空中に飛散し、空調の冷却塔などに混入し、そこで増殖します。冷却塔など一つの感染源から多数の人が感染し、レジオネラ菌に汚染された水が感染源となります。人から人へ次々に起こる感染ではありません。

これまでにレジオネラ菌による汚染がみられた人工的な水環境として、空調の冷却塔、病院やホテルなどの給湯施設、加湿器、プールの水などがあります。さらに水が霧状になるところが感染源になりやすく、シャワーや蛇口、洗面所などの水の出口なども感染源となり得ます。

レジオネラ菌の増殖に影響する条件として、藻類および有機物、微粒子の存在があげられ、これらは増殖の際の栄養となります。直射日光はレジオネラ菌の増殖を抑えますが、一方で藻類などは繁殖しやすくなります。水温は二〇〜四五℃の範囲がレジオネラ菌の増殖に適しています。人工の水の環境では、二〇℃以下で増殖はしませんがより低い温度でも菌は生存し、適温になると活性化して増殖します。六〇℃以上の温度では菌は死滅します。

予防のためには、こうした冷却塔の定期的なクリーニングおよび消毒が必要です。特に粉塵の多いところでは頻繁にクリーニングや消毒を行なう必要があります。また給湯器システムでは、給湯温度を六〇℃以上に上げ、どの使用場所においても給湯温度を五〇℃以上に保つことが必要です。

ごく身近な環境を見てみても、建築衛生面ではいろいろな落とし穴があります。レジオネラ菌は土壌中の常在菌で、少量の菌や健康な人には問題はありません。しかし、冷却塔や循環風呂などで繁殖し、抵抗力の落ちた病人や高齢者に感染し、肺炎になると致命的になります。

病院でも、冷却塔にレジオネラ菌が繁殖しているケースが稀ではありません。これは冷房を使う夏季だけの問題ではなく、条件のそろった循環水あるいは、たまり水であれば菌が混入し、繁殖する可能性は常にあります。循環式の風呂はいつでも入浴でき、水の再利用の面からも脚光をあびました。しかし、フィルターの清掃を怠るとレジオネラ菌の温床となります。過去に経験した事例では、老人ホームで湯を落として清掃するメンテナンスの回数が一ヵ月に一回の場合にはレジオネラ菌が検出されたのが、清掃回数を増やしたら、菌が検出されなくなった例もあります。特に温泉は医療的にはリハビリにも効果的ですが、温泉地で温泉の自噴量が少なく循環させて再利用している場合などにも、レジオネラ菌の繁殖する可能性が大きいと思われますので、定期的なメンテナンスとチェックが必要です。

結露とカビ、ダニ

空気中に含むことのできる水分の量は、気温によって、その限度が異なります。気温が高い場合には水分を多く含むことができます。気温三〇℃では一立方メートルの空気に、最大限約三〇〇グラムの水分を含むことができ、気温二〇℃になると含まれる水分量の限度は一七〇グラムに減少します。限度以上の空気中の水蒸気は水滴となり、結露状態になります。冬季に暖房をして気温二〇℃、湿度が五〇％に保たれている部屋で、夜に気温が下がり九・三℃になっている個所があると、そこでは空気中の水蒸気が結露し水滴になります。この結露状態になる温度、この場合の九・三℃を露点温度といいます。氷水の入ったコップを室内に置いておくとコップの外側に水滴がみられることで実感できます。冬季の窓ガラス付近は室内の温度と外の冷たさから低温になりやすい個所で、結露のできやすい場所です（図3・4）。

浴室やトイレ、玄関、北側の壁などは外側の寒さと室内側の暖かさの境にあり、結露の発生しやすい場所です。天井や壁、床などの表面に発生する結露を表面結露といい、

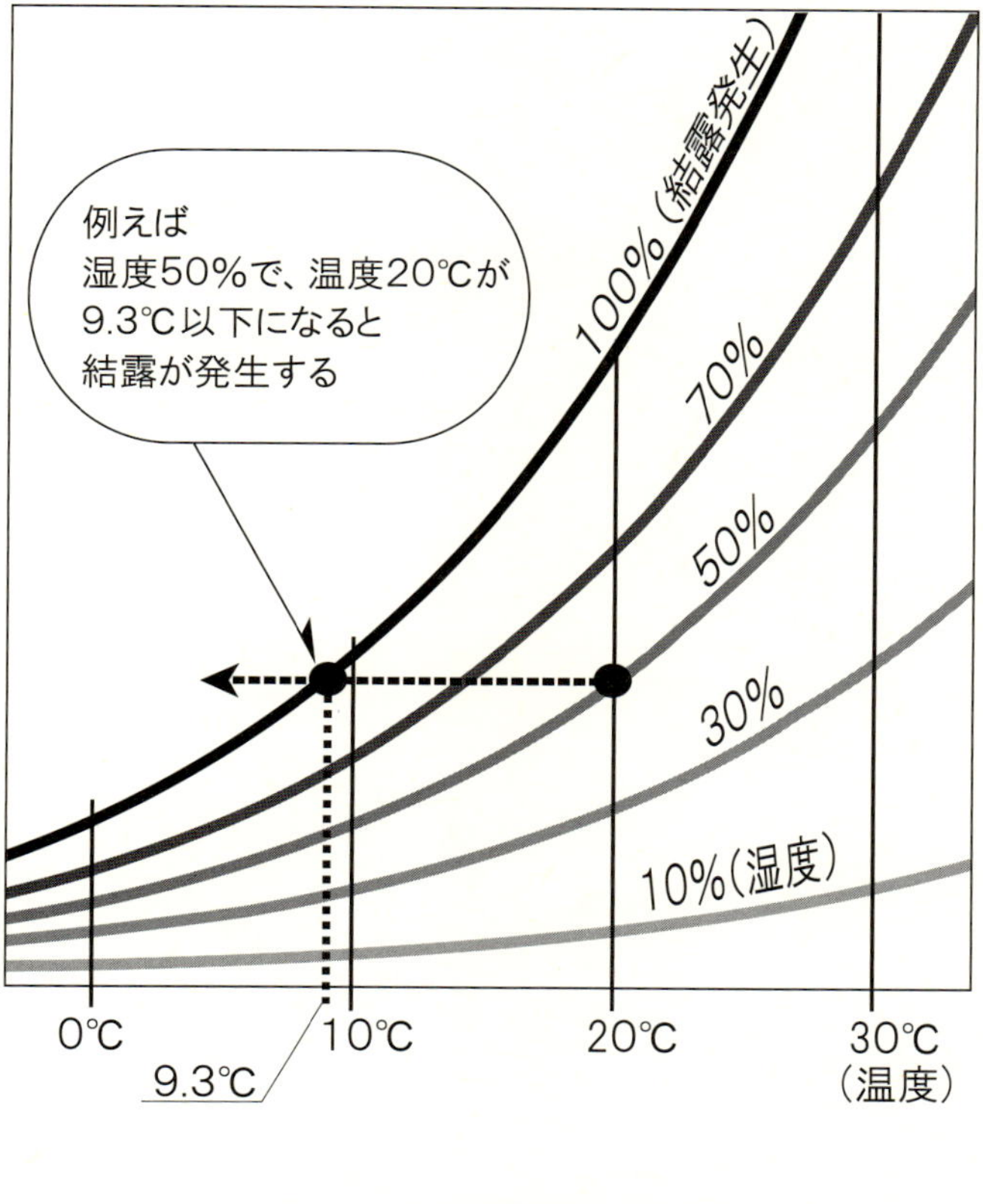

図 3・4　温度と湿度の関係を示す空気線図

温度が低くなると空気に含まれる水分の割合が低下します。外の気温が低いと、窓ガラスの表面の空気が冷え結露が起こります。二重窓やペアガラスは、部屋の保温にもなり、結露防止にもなります。

壁の内部など建物の建材内に発生する結露は内部結露といいます。

内部結露は室内から外部に向かって水分が浸透して行く途中で、温度が露点温度以下になった場合に発生します。内部結露は人びとの目に直接ふれないため気付くのが遅れ、建材がカビにやられ、腐朽して初めて発見される場合があり、注意する必要があります。結露は多くは冬季に発生しますが、湿気の多い梅雨期や夏季にも、建物の土台などは露点温度以下になっている場合が多くみられます。ここに湿気の多い空気が接し、冷やされると、地下室や土間などで結露が起こります。日本は春から夏季には高温多湿の気候ですから、発生する結露量が多く、カビの発育にとって好都合な条件となります。

カビにはいろいろな種類があります。人の健康を損なうカビもあり、麹カビのように有用なカビもあります。カビ（真菌）の生育には、温度、水分、栄養、酸素が必要です。建築物に発生するカビは、多くは中くらいの湿度で生育するカビで、増殖する最低温度は一三～五℃です。低湿性のカビも建物に発生しやすく、この場合の増殖の最低温度は一五～一〇℃の範囲で、さらに低温でも生息し条件が整うと再び増殖します。

特に梅雨や夏季には家のなかの至る所に、カビの胞子がくっ付き定着し増殖しやすい状態になります。冬季でも湿度の高い浴室や結露の起こりやすい北側の壁などでカビの発生がみられます。

浴室は身体を洗う時にでる垢《あか》や飛散した石鹸の成分が、カビの栄養となり、温度や水分も最適の条件で、カビの増殖に適した場所です。カビの胞子は、気管支喘息やアレルギー性鼻炎、アトピー性皮膚炎、ジンマシン、過敏性肺炎などのアレルギー性の疾患の原因となります。

食品にカビが生え、傷んだ食物を食べ食中毒を起こすことにもなります。食中毒には、カビそのものが毒になる場合と、カビが食品中で毒素をつくり出す場合があります。餅のカビのように、表面的に見えるカビだけでなく、内まで深く菌糸を広げ生育している場合があります。

足によく巣食う水虫の原因菌もカビの一種です。足の間、趾間などの皮膚の内部に侵入し、かゆみやただれを起こし、なかなか治りにくいものです。足の間や靴下は清潔に乾燥状態にしておく必要があります。

結露やカビは、人間の健康ばかりでなく、家そのものの健康をも害します。しかし、日常の工夫で、健全な状態を維持し、快適な暮らしが出来ます。結露の発生しやすい個所の壁や押し入れには、空気が流れる通路をつくり湿気がこもるのを防ぐ必要があります。

タンスなどの家具も壁から少し離して設置し、空気の流れを確保するようにし、押し入れにも布団や毛布などをギュウギュウ詰めにしないで、床や側面にはスノコなどを設け空気の流れを確保する配慮、工夫が必要です。

家を長期間、留守にするような時には、部屋のドアや押入れを開けるようにして、家の内部の空気の流れに配慮が必要です。天気の良い日には部屋の換気用の小窓を開けて空気の入れ替えが大切です。

冬季には通常、建物の中から乾燥している外部に向かって水蒸気が流れます。建物の壁などの内部の結露を防ぐには、室内側に防湿材を取り付けて、壁の内に透過しようとする水蒸気をさえぎる必要があります。家の外壁には断熱材を施工し外断熱にします。こうすると冷えが壁などを通じて直接的に室内に入るのを防ぎ、壁内の温度も結露を起こす露点温度より高く保たれるので、結露が生じません。家を改築、補修する場合にはこうした断熱法が経費の面からもお勧めです。

家の中のお邪魔ムシ、ダニ

家のなかにダニ、ゴキブリはいませんか。夏に蚊やハエに悩まされることはありませんか。こうした害虫が病気の媒介をする場合もあります。病気を媒介しないまでも、シラミなどのように吸血するなどの害を与える場合あります。ブヨなどのように健康上の実害はないにしても、大量に発生すると不快です。

家を不潔にしておくと、ノミやシラミなどが発生し、また住宅の周辺では下水やゴミなどから蚊やハエが発生します。年間を通じて部屋の温度が一定化している現代の住まいは、人間にとってのみでなく、こうした動物、害虫にとっても素敵な環境であり繁殖します。

ゴキブリやハエなどは、発生場所からして不潔で、食品と汚物との間を行き来し、病原菌の運び屋となり食品を汚染し、人に食中毒などの消化器系の感染症を引き起こします。ゴキブリには多くの種類がいますが、屋内に定着しているのは数種です。ゴキブリは夜間活動しますが、その数が多くなると昼間でも活動し餌集めをします。一般的には昼間は、暖かくて、暗く、狭く、そして餌や水の豊富な所、台所の隅に潜伏していいます。餌は食品、汚物など何でも食べます。ゴキブリの発生防止にはこうした餌の管理、清掃がポイントです。

ゴキブリ退治に毒餌を使う場合には、ゴキブリの行動場所に的確に餌を配置する必要があります。湿気の多いところでは、毒餌にカビが生えることがありますので、時々チェックが必要です。また燻蒸などで薬剤を室内に充満させる場合には、薬剤が隅々まで到達するよう、室内の家具の引き出しや戸棚を開けっ放しにし、部屋の戸は締めきり気密にして、薬剤の有効性を増す必要があります。

蚊やノミ、シラミ、ダニのなかには、人の皮膚を刺し、吸血するものもいます。吸血する蚊などにはマラリアなどの病気を媒介することもあります。衛生状態の良い現在の日本では、病気媒介の危険性はほとんどありませんが、刺された不快感やかゆみなどの被害があります。

猫や犬をペットとして室内で飼っている場合には、寄生しているノミに注意が必要です。卵は犬や猫の寝所の中などに産みつけられるので、犬や猫の常駐場所がノミの発生源になりやすく、ノミ退治には、こうした場所を集中的に清掃し、犬や猫にはノミが寄生しないようによく洗ってやる必要があります。

ダニやゴキブリのフンや死骸が、アレルゲン（アレルギー反応を起こす抗原物質）になり、アレルギー体質の人に、気管支喘息や鼻炎、アトピー性皮膚炎が、起こりやすくなります。これらのアレルゲンは、細かな粒子となり屋内の塵になります。

ダニはアレルギーの原因となるだけでなく、なかには強いかゆみを起こすヒゼンダニがいます。このダニは人の皮膚の中にトンネルをつくって寄生し、人から人へ居所を変えるので、老人ホームなどでの集団発生がしばしば問題となります。住居に生息するダニのうち、人の皮膚を刺すツメダニは鋭い針で皮膚を刺し体液を吸い、刺されて五～八時間後にかゆみがあります。

ダニは高温多湿の環境を好み、温度が二〇～三〇℃で、湿度が六〇％以上の条件で盛んに繁殖します。温度が四℃くらいの低温では、繁殖はできないものの生きながらえて、温・湿度や栄養などの条件が良くなると再び繁殖を始めます。ダニの被害は、以前にはもっぱら夏季にみられました。しかし、現在の住宅は高気密で高断熱化しており、家の温度や湿度は、年間を通じてほど良い条件に保たれているので、冬でもダニの害に悩まされます。

ダニはカーペットの裏側や布団など日の光の当たらない、そして湿度が高く、栄養となるごみやほこりの多いところに生息しています。

布団のダニの数を季節別に調べた調査結果では、夏の八月に最も多く、次いで冬の二月が多く、春の五月と秋の一〇月にダニの数は少なくなっています。これには高温で多湿の夏季にダニの多いのはうなずけますし、気候の好い春や秋には、窓を開けていることも多く、通気がよく室内は乾燥し、ダニが少なくなっているものと考えられます。一方で冬には窓を閉め切って暖房をしており、湿度が高いと、ダニにとって良い環境が整えられていることになります。

家のなかでダニを減らすには、こまめに清掃し清潔にすることです。これはダニの餌となる塵埃《じんあい》を減らし、湿気を取り除くことになり効果的です。畳の上にじゅうたんを敷いていると、そこに塵埃がたまり、通気が悪く湿気が多くなりダニの温床になります。

2 住宅事故の防ぎ方

住宅事故の原因はなにか

加齢に伴って日常の生活行動が変化、体力が低下し、高齢者は階段の上り下りも苦になります。床のわずかの段差で転倒し骨折することもあり、歩行に杖を、移動には車椅子が必要となります。生活行動に障害とならないよう、住まいには高齢や障害に応じたバリアフリーが必要になります。

住まいの設計段階からスペースにゆとりを持たせ、廊下など空間を広めにとり、必要に応じて手すりや車椅子で動けるスペースを確保しておく必要があります。ベランダへの導入や庭に下りるスロープも必要になります。浴室には身体機能に応じた浴槽、トイレには腰掛け便器、手すりなど、近い将来に備えたゆとりのスペースを設計段階で配慮し、高齢者の身体機能の低下に応じ、逐次、住まいの改善、改良が出来るよう配慮しておくことも必要です。

畳に布団を敷いて、朝には押し入れに布団を上げての生活は、メリハリがあって元気なうちは良いのですが、高齢者や障害者の足腰の負担を考慮してベッドに変え得ることも大切な要素です。また、和式トイレは、高齢者・障害者の膝の負担になり用便の際に支障をきたし、さらには介護する人にとっても楽なことではありません。

住まい方の工夫で、高齢者を含め障害者でもかなり自立できる面があります。住まいは、現在の視点のみで考えるのではなく、将来にある程度配慮した広さや間取りなど、かなりフレキシビリティを持たせ、自由度の高い設計にしておくことが大切です。

障害者にとってのバリアフリーは、物理的な面のみでなく精神的なバリアフリーもあります。外出時に何かトラブルに巻き込まれるのではないか、トイレはどうしようといったことで、気持ちのうえでも外出にブレーキがかかります。玄関を出て近所へ出かける際にも、手押し車での外出の際にも、安全な歩道、そして、車で遠出の際には安全な車道が確保され、社会的なバリアフリーへの対応、配慮がなされていることが求められます。

コラム4　銭湯で転倒を防ぐには

銭湯は社交場、話し合いの場としても必要です。一人暮らしで毎日、家で入浴を済ませる、近くに銭湯があればと思いませんか？　国では、街の銭湯に自治体が補助をしやすくするため、高齢者向けの銭湯の設備基準を次のように定めています。

① 玄関の段差をスロープにする
② 脱衣場では腰掛けて着衣を脱げるように椅子を用意する
③ 転倒を防ぐために脱衣場と浴室には手すりをつけて滑り止めのマットを敷く
④ 便所は洋式にする

などです。

家庭の浴室でも足腰の弱った高齢者は、浴室へのわずかの段差でつまずきやすく、タイルの床に足をとられてバランスを失い転倒することがあります。

浴室の洗い場は、水仕舞の関係から普通は脱衣室に比べ床が低くなっています。しかし水の流れを考え、例えば洗い場の四方に排水溝を巡らせ、そこから排水をするようにして床面を全体にフラットにすることも出来ます。また洗い場のタイル面を滑りにくくするため、形状や材質を改良したタイルを使用することもできます。

冬季にはタイルが冷たく、足の感覚や動きが鈍くなりますので、洗い場の床にパイピングを施設し、温水を循環させる床暖房の浴室も考えられます。

家庭の浴室にも滑り防止用に手すりが必要です。万が一、浴室で倒れ動けなくなったような場合を考慮し、ドアは外開きにするか、引き戸、あるいは簡単に取り外しのできる扉が必要です。浴室は北側に配置されている場合が多くみられます。しかし、入浴のアメニティを重要視して、日当たりのよい南側にゆったりと広い浴室を配置する場合もあります。浴槽、トイレ、洗面場を一体化した洋式のフルバスルームのように、一体化したタイプが望まれます。

浴室での事故と対策

ヒートショック、温度差

家庭内での不慮の事故死の原因で多いのが、浴槽やトイレでのヒートショックです。ヒートショックは、急激な温度刺激がストレスとなり、血圧などに過激な変化、影響を与え脳卒中や心臓発作を起こします。冬の入浴の際には暖房のある居間から寒い脱衣室で裸になり、浴室では熱い湯に浸り、温度差が大きくなります。夜間の用便の際には暖かい布団から冷たい廊下、トイレに行き、寒いなかで用便の際に力むことにより、血圧はさらに上昇し心臓や血管に負担が大きく、温度変化にさらされヒートショックをうけます。最も温度変化の大きいのは冬の入浴で、湯温が四〇℃、浴室の室温は一〇℃台の場合が多く、その差、三〇度もの温度変化は高齢者には危険です。浴室の室温を上げてからの入浴が必要です。

皮膚は温度に敏感に反応します。心地よい環境での皮膚温は三三～三四℃です。寒くなると身震いが起こり、血管は収縮し血圧が上昇します。高温では血管は拡張し血圧が低下します。身体はある程度の周囲の温熱変化に血管の収縮や拡張で対応しますが、急激で過剰な温度変化には、心臓や血管に大きな負担となります。動脈硬化のある人や身体機能の低下した高齢者は、ヒートショックで心臓発作や意識障害が起こり、死に至る場合があります。

室温は気候や季節、住宅の構造、各部屋の配置、暖冷房などによって大きく異なります。一般家庭での入浴時の温度環境と血圧を測定した調査結果で、夏には湯温は四〇℃前後、浴室の気温は約三〇℃が多く、最高血圧（収縮期血圧）は入浴前には約一三〇mmHgで、入浴時は一三五mmHgと、入浴による血圧の変化はあまりみられません。同じ人たちの冬の結果は、入浴時の湯温は約四一℃のやや高めで、浴室の室温は一三・五℃、夏より一五度以上も低い状態です。収縮期血圧は入浴前に一四〇mmHg、脱衣時には一五〇mmHg以上と高い値を示しています。冬の湯温と室温との温度差は二七度以上と、ヒートショックを受け、血圧への影響が大きくなります。（図３・５）。

高齢者は風呂好きな人が多く、それも熱い湯が好みといわれます。皮膚には温感・冷感センサーである温点や冷点が数多く分布しています。これらのセンサーは、加齢に伴って全体的に低下します。温度を識別する能力も、高齢者では個人差は大きいのですが、低下します。二つの箇所に手を同時に触れ温度差を識別するテスト検査で、若い人は一度以下の温度差を識別できますが、六〇歳以上になると温度感覚の鈍くなる人が多くなります。高齢者でも若い人並みの人もいますが、かなりの温度差となってから識別する人もいます。高齢者は自分の感覚で室温や湯温を判断せずに、温度や入浴時間を温度計

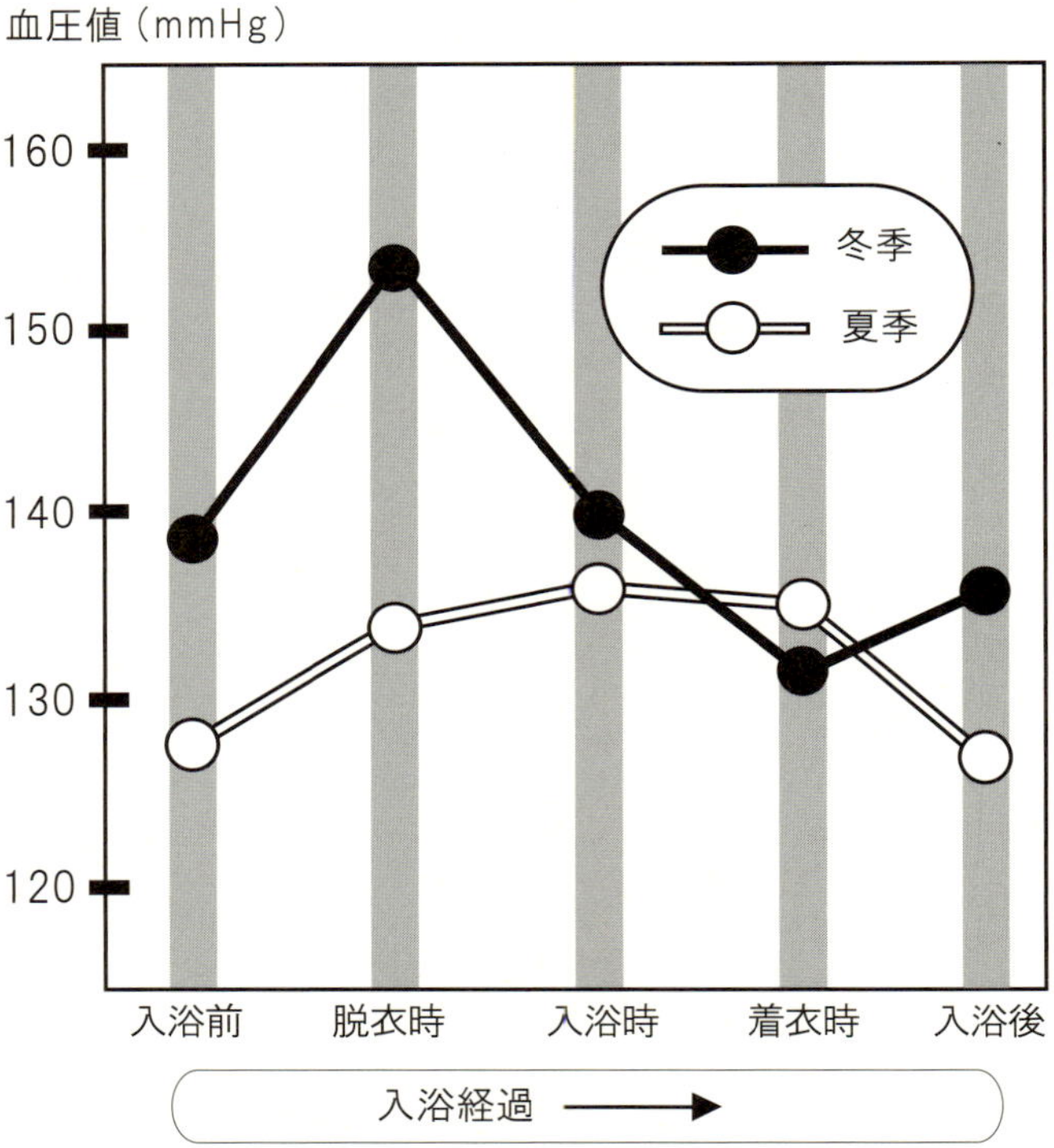

図 3･5　入浴による収縮期血圧の変化（夏・冬）

寒いところでは血管が収縮し血圧は高くなり、血圧はたえず変化します。冬に寒い脱衣室では血圧が高くなり、程好い湯かげんで血圧は安定します。冬には脱衣室、浴室に暖房をしましょう。

や時計で客観的にチェックすることも必要です。

ヒートショックの予防として、冬季には各部屋の室温の差が大きく、暖房のない脱衣室や浴室、トイレなどは外の気温並みの低温になっている場合があります。家全体を暖房する全体暖房が望ましいのですが、少なくとも、これらの場所、脱衣室や浴室、トイレに暖房機器を設置し使用時に暖房をして温度差を少なくする必要があります。

入浴時に浴槽の湯温は四〇℃くらいにして、脱衣室や浴室の室温は少なくとも一五℃以上にする必要があります。浴室やトイレの狭い空間は、使用する前に暖房機器のスイッチを入れると直ぐに暖まります。ただし石油やガスストーブによる暖房では、空気が汚染されるので禁忌です。冬季は窓や戸を閉め気密空間となり、室内は二酸化炭素濃度が高くなり、さらには酸欠状態から一酸化炭素中毒になる危険性があります。

入浴の効果

入浴の効果は、風呂を出てからも数時間は続き、うっかりすると湯冷めをします。入浴による影響として、温熱作用ばかりでなく浮力や水圧、摩擦抵抗などもあります。浮力や水圧、摩擦抵抗からみても水の中での運動、水泳は健康づくりに適しています。

湯につかると浮力が働いて見掛けの体重は減少します。首まで湯水につかる場合には、体重は空気中の九分の一から一〇分の一となり、体重六〇キロの人であれば、水中での見掛けの体重は約六キログラムとなり、わずかの力で動くことができます。手足を動かすと水の粘稠度《ねんちゅうど》などによって抵抗を受けることから、運動機能障害のある人にとってはトレーニングとなるので、リハビリテーションに使われます。

運動するのが容易でない肥満者、あるいは腰痛や関節痛のある人であっても、湯のなかでは温められることもあり、痛みも和らぎ、運動が楽になります。プールで有酸素運動をすると、減量や全身の持久力の維持、向上に効果があります。

水の深さに比例して身体の表面に圧力が加わり、湯水の深さが深いほど圧力を受け、水圧は水面から一〇メートル深くなると一気圧増しで、水面下一メートルのところでの足は〇・一気圧の水圧を受けます。この水圧によって血管やリンパ管は圧縮され、心臓へ戻る血液量が多くなり循環機能は変化し、体内の血液量や血液分布に影響します。空気中に立っている場合には、重力によって血液は下半身に多く集まりますが、立位で全身が入るような浴槽やプールに立ち、湯水に足部全体を浸すような深さまで入れると、この足の部位は水圧により圧迫され、足の周径は細くなります。この圧力により心臓に戻ってくる血液量は、空気中の場合に較べて増加します。

また身体を浸す水位が上昇すると、尿意をもよおすようになります。これは下半身などから心臓に戻ってくる血液が増加し、心臓の血液量が多くなり心臓の内圧が増し、心臓にある圧センサーが刺激されるからです。さらには神経によって、この圧力増加の信号が、脳に伝えられ、ホルモンに作用して利尿作用がみられます。尿をつくる腎臓でも、血管が拡張し機能が活発化することから、さらに利尿作用が促進されます。

首まで湯水に浸かると心臓への循環血液量が急激に増加し、循環機能への負担が大きくなります。横隔膜の高さより低く湯につかる場合には心臓や肺への負担が少なく、また利尿作用もあまりみられません。心臓病や高血圧、肺疾患のある人や高齢者で心肺機能の低下している場合には、入浴による水圧がなるべく少なくするように、腰や横隔膜までの部分浴にし、槽の浅い洋式浴槽による入浴がお薦めです。

浴槽は深さや大きさから和式、洋式、そして和洋折衷型に区分されます。和式浴槽は深さが約六〇センチで、肩まで湯につかると、膝を曲げる姿勢となり、体格によっては足部が多少窮屈となります。洋式の場合は、長さは十分で足を伸ばすこともできます。深さは四〇センチから四五センチくらいで、浴槽に寝そべる形で湯につかるので水深による圧力が少なく、心臓への負担は少なくなります。洋式浴槽はホテルなどでの使用が多く、シャワーが取り付けられ、浴槽のなかで身体を洗うタイプが多く、一方一般家庭で多いのは和洋折衷タイプで、寸法も和式と洋式の中間で、肩まで湯につかり、足部もそう窮屈さを感じません。

タライに湯を張っての行水は、家庭用風呂が普及するまでは、一般的で夏の風物詩でした。タライにあぐらをかいての腰湯です。このスタイルは循環機能にとっては負担が少なく、全身浴と異なった効果もみられます。腰から下を四〇〜四五℃の湯に浸し、室温を暖かくしておくと、冷えによる腰痛や痔、更年期障害に効果的です。部分浴としてさらに胃の辺まで湯に一〇分間くらい浸ると、身体が温まり血行もよくなり胃腸の弱い人に効果的です。

高血圧や狭心症などで心臓、循環器に負担をかけたくない場合や、リウマチなどでゆっくりと温まりたい場合には、横隔膜くらいまで湯に浸る半身浴で、湯温を初めは三六、三七℃くらいの湯に、漸次、湯温を四二℃くらいにして、一〇分間くらい入浴するのがお薦めです。

家庭でのシャワーが一般化しています。シャワーは浴槽での入浴のみでなく、庭仕事やスポーツの後、外出後の汗ばんだような時などに手軽、気楽に使用されます。アメリカ、ヨーロッパではシャワーを浴びること自体が入浴ですが、日本では浴槽に浸らないと風呂に入った気分がしないという人が多くみられます。

シャワーには皮膚を清潔にし、心身の緊張や疲労を除くなどの効果が得られます。シャワーの湯温を用途や季節によって変え、シャワーの水圧を変化させることにより、マッサージ効果を付加することもできます。

アメリカ、ヨーロッパで多い固定式シャワーに対して、日本では髪を洗ったり身体を洗ったりするため、ハンドシャワーが多くなっています。浴室まわりのスペースが限られていますが、シャワーカーテンやアクリル板で仕切るなどによりシャワーを快適にすることができます。

疲れのとれる湯温は

入浴で血液の循環が促され、筋肉の疲労物質が除かれ、疲れがとれる湯温はどのくらいでしょうか。湯温が体温くらいの約三七℃では心臓や循環機能の負担が少なく、湯温が少し高めでは手足の血管、毛細血管や細い動脈、静脈が拡張し血液が流れやすくなり、血流速度や血流量が増加します。三八～四〇℃くらいの微温浴は、血圧は入浴直後にはほとんど変化はみられずに、入浴の時間経過とともに血管は拡張し、血圧は低くなります。

湯温を三八℃と四二℃にした入浴実験の結果で、この場合の室温は二八℃、入浴時間は一五分です。舌下温の結果をみると、湯温三八℃の条件での心拍数は入浴なしのコントロールの場合とほとんど同じで、一分間に平均約七〇拍です。これが湯温四二℃になると、心拍数は一分間に一一〇拍以上に上昇し、風呂を出てから一〇分後でも九〇拍以上です。舌下温は湯温三八℃では、入浴によってやや上昇がみられ、入浴八分後に三七℃を越え、一五分後でも三七・三℃程度で入浴による負担は少なく、一方で湯温が四二℃の場合には、舌下温は上昇し、入浴三分後より急激に上昇がみられ、七分後には三八

℃を越え、入浴終了の一五分にも舌下温は三九℃以上で、風呂を出てからの舌下温の低下もゆっくりで、一〇分たっても約三八℃と高い体温を示しています。こうした事からも高い湯温は身体にかなり負荷になります。長湯を好む人は湯温に注意が必要です。

神経の働きからは、微温浴の場合には副交感神経の働きが優位となり、身心ともにリラックスし、ストレスの解消になり、心臓はゆっくりと拍動し血圧も低下します。呼吸は遅く筋肉も休まりエネルギーも低くなり、長湯では眠気をもよおし、うっかりすると入浴事故となり危険です。

高温浴に入浴した場合には、運動時と同じく交感神経の働きが活発となり、心拍数は増え呼吸数も多くなり呼吸量も増加します。皮膚の血管は拡張し赤みを帯び血液量が増加しますが、胃腸などの内蔵への血液量は減少し、胃液や膵液などの消化液の分泌量は低下し、胃腸の食物を運搬する働きが抑えられ、消化機能は低下します。

コラム5　入浴とアルコール

浴槽内での死亡のうち入浴前に飲酒をしていた場合は、自宅では少ないのですが、温泉地での浴槽内死亡の多くが、入浴前の飲酒です。温泉入浴中の死亡者のなかには血液アルコール濃度が〇・二三%台から〇・三三%とかなりの濃度に達している場合もみられます。

血液中のアルコール濃度については、酒気帯び運転の基準は〇・〇五%で、ほろ酔い状態で軽い運動失調となります。血液中のアルコール濃度〇・一～〇・一五%で重度の運動失調で歩行困難となり、そして、〇・二～〇・三%の濃度では記憶がなく、記憶の空白といわれるブラックアウト状況です。〇・三%以上で昏睡状態です。

アルコールは酩酊を生ずる分量や、持続時間には個人差が大です。ほろ酔いの酩酊量から意識を失う麻酔量、そして、急性中毒によるアルコールの致死量が接近しています。お酒はゆっくりとくつろぎ、入浴後にしましょう。

寝室での事故と対策

睡眠時間は何時間ですか？

人は、ほぼ人生の三分の一は、寝床、ベッドの中にいます。睡眠は心身の活力を再生産するのに大切です。時間配分して一日、二四時間を三等分し、八時間を眠りに、八時間を仕事、労働に、そして八時間を余暇、その他に当てます。人によって睡眠時間に相違が見られ、六時間であったり、九時間であったりします。ナポレオンの三時間の睡眠は有名で、現代の人気エンターテナーなどは睡眠時間を短くせざるを得ない状態の人もいます。

普通の成人の平均睡眠時間は七時間半で、標準偏差は一時間とすると、睡眠時間が八・五時間～六・五時間である人びとの割合が約七〇％になります。九時間以上睡眠をとる人は長時間睡眠者、六時間以下である人は短時間睡眠者とされます。

眠りのパターンは、一生の間に変化し赤ん坊は一日の大半を寝ており、お腹が空いた時や、おむつが濡れた時などにむずがり目を覚ましますが、一日に何回も眠っています。成人の場合は一回だけの睡眠です。そして高齢になりますと、昼間でもうつらうつらして多睡眠化の傾向がみられます。

睡眠不足では、仕事中にも眠気を催し、頭もぼんやりし精神集中ができず、感覚機能も鈍くなり反応も遅くなり、仕事にも誤りが多くなります。

睡眠中のエネルギー

死んだようにいいますが、眠っている時も、休みなく心臓は動き、呼吸は継続し、筋肉もある程度の緊張を保っています。基礎代謝とは、室温二〇～二五℃の快適な温度環境下で、精神的にも身体的にも安静状態にあり、食物摂取後一二～一四時間たち横臥した状態で測定するもので、覚醒した状態での最低のエネルギー消費量です。眠っているときのエネルギー消費量は、基礎代謝量よりも約一〇%少ないのです。

脳の重さは全身のわずか二%にすぎませんが、消費するエネルギーは全身で使うエネルギーの一八%にもなります。睡眠中も脳は活動し使われるエネルギー量は減っていません。それどころか脳の血流量は覚醒時より増えています。

睡眠時には全身の筋肉がゆるみ、エネルギー代謝機能が低下し、皮膚の血管は拡張していますから、皮膚から熱が奪われ、体温は低下します。体温は昼に高く、夜間には低くなり、その差はほぼ〇・七～一・五度です。体温は毎日ゆっくりとした一日のリズムで変化しています。身体のこうしたリズムは、ほぼ二五時間が一周期ですので、サーカディアンリズム（概日リズム）といわれます。

繰り返される2種類の眠り

睡眠にはノンレム睡眠とレム睡眠の二種類があり、この二つの睡眠相が交互に繰り返しています。レム睡眠のときには、閉じた瞼《まぶた》の下で眼球はキョロキョロ動いており、レム睡眠時の特徴的な現象で、英語でRapid Eye Movement（速い目の動き）といい、頭文字を取ってレム睡眠です。レム睡眠のときには眼球の動きのほかに、心臓や呼吸の動きも速くなり、大きく乱れがちです。睡眠時においてレム睡眠のほかには、速い眼球運動は見られませんので、レム睡眠を除いた他の睡眠の時期をノンレム睡眠といいます。

入眠時には、浅い睡眠から次第にノンレム睡眠の程度が深くなり、次いでレム睡眠に移行します。この一回の周期が一時間半から二時間ですから、八時間の睡眠で四、五回の周期があります。朝方には、レム睡眠の時間が長くなり、ノンレム睡眠の深さは浅くなります。快眠のためには、ノンレム睡眠とレム睡眠が周期的に起きることが大切で、疲労の回復には、この周期が四、五回は必要です。

レム睡眠のときの脳波には浅い睡眠時に似た波形がみられ、睡眠段階も浅くなります。夢を見ていることが多いのもこの時期です。朝方に夢も見ていない状態で目が覚めると、すっきりとした目覚めとなります。

一回のレム睡眠期の長さは、年齢や身体状態によっても異なり、五分から四五分間とかなり異なります。幼児期には睡眠時間のうちレム睡眠の割合が多く六〇～七〇％で、加齢とともにレム睡眠の割合は少なくなり、成人では一五～二五％になります。ノンレム睡眠は疲労の回復に、レム睡眠はストレスの解消に効果があると言われます。

自律神経系の働き

身体機能のコントロールには、ホルモンの内分泌系と全身に張りめぐらされている神経が重要な働きをしています。末梢神経は自律神経と体性神経とに大別されます。体性神経は骨格筋による運動や一般的な知覚と関係しており、自律神経は心臓や呼吸器など内臓の働きを調節し、人間が生きている状態を保つのに重要な働きをしており、内分泌系のホルモンの働きとともに、血液やリンパ液をはじめとして、身体のなかの状態を一定に保つ作用をしています。

自律神経は、交感神経と副交感神経とがあり、心臓や血管、消化器、唾液腺など多くの器官には、交感・副交感の両神経が分布しており、両神経によって二重の支配をうけています。この二つの神経系の働きは、一方が動的な興奮的、促進的に作用し、他方は静的な沈静的、抑制的に働き、一方が行きすぎないようにコントロールしています。循環器への影響は交感神経系の働きが活発になると、心臓の動きは活発になり、力強く拍動し、脈拍は早く、血圧も高くなります。副交感神経系の働きが優位になると、心臓の動きはゆっくりとなり脈拍数も減ってきます。

一つの器官にこの二つの神経が分布している場合に、働きはプラスとマイナスのように異なっています。いずれが促進的で、いずれが抑制的に働くかは、胃や心臓など各々の器官によって異なります。睡眠中には、自律神経のうち交感神経の働きが抑えられ、副交感神経が優位となりますので、心拍数は減少し、血圧も低下します。食後に眠くなるのも、副交感神経が優位になるからで、腸管のほうに血液がまわり、腸の蠕動運動《ぜんどううんどう》が促進され消化の助けとなり、一方、筋肉でエネルギーはあまり使われないので養分が蓄えられます。

眠りのなかの動き

睡眠の入眠時には身体の動きは少ないのですが、しばらくすると寝返りで体勢が変わります。これを体動といい、人、時によって体動の数はかなり異なり、老人は若い人よりも体動が多く、春より夏に多い傾向がみられます。

体動は睡眠中の筋緊張を取り除き、血行を改善し、圧力を受けている身体部位の圧迫を除く役目もあります。寝床内の温熱や水分の放散のための役割もあり、体動は安眠にとって必要です。身動きのとれないような狭いベッドやスペースで寝ていると、一部の筋肉がこわばり、疲れがとれないといったことが起こり、満足のいく睡眠が得られません。楽な姿勢にしていても長い時間、同じ姿勢でいると、一部の筋肉や骨格に負担となり、血流にも影響し、寝たきり状態では床ずれの原因になります。重い掛布団では胸が押しつけられ体動が抑えられ寝苦しくなります。体動は寝床の中の空気や、滞った湿気を入れ換える働きもあります。

快適な睡眠の環境

睡眠は周りの環境によってかなり影響されます。寝室が明るすぎたり、騒がしかったり、蒸し暑かったり、足が冷えきっていたりすると寝つかれず、十分な睡眠も得られません。快適な睡眠のためには、ベッドや寝室の環境や健康状態が関係します。疲れやストレス、寝室の温度、騒音、明るさなどが大きく関係します。寝床では、枕や布団などの寝具と、ベッドの中の温熱条件が主なものです。建築的には、室内の温度、湿度、風速、輻射、騒音、明るさなどが、そして酸素、二酸化炭素などの空気成分、そしてノミや蚊、ハエなどの害虫も関係します。気候の温和な春、秋には睡眠途中で目覚めがなくよく寝れ、蒸し暑い夏や　寒い冬には夜中に目覚めた後、なかなか眠れない状態になります。

ベッドでは、ふんわりとした柔らかいベッドが快適と考えられがちですが、柔らかすぎる寝床、ベッドでは身体がスッポリと包み込まれるような形となり、寝返りが出来ずに長い時間縛り付けられていることになり、腰痛や背部痛を起こします。硬いベッドでは、頭、背中、お尻、足で身体を支え、これら部位に力がかかり、血行障害が起こりま

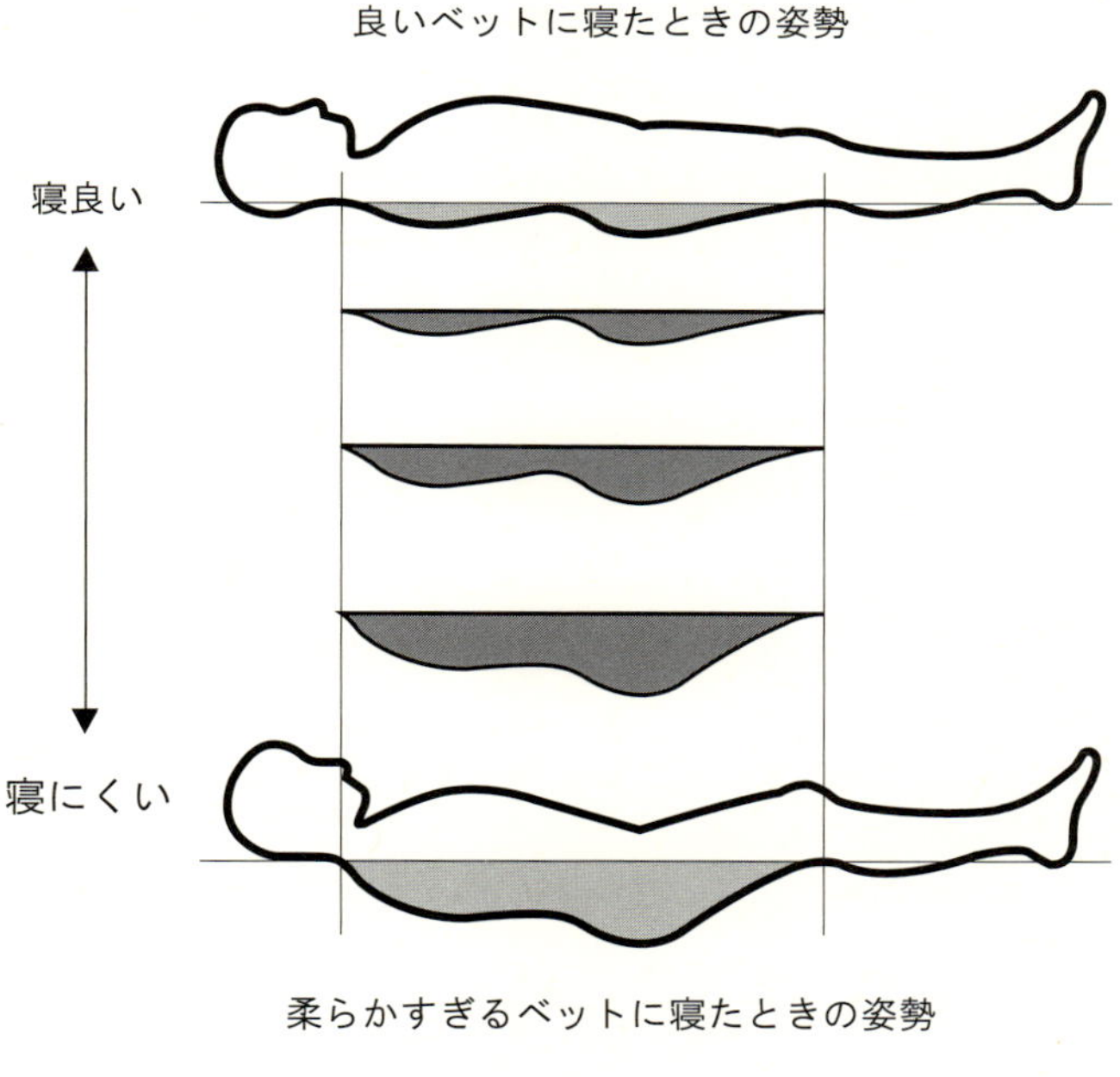

図 3・6　ベッドによる寝姿勢と背面の形状

睡眠中は身体の筋肉がゆるみ、関節の支えも少なく、柔らかすぎる寝床では、重力のある胸とお尻が沈みこむようになり、寝返りも打てず、腰痛や背中の痛みの原因にもなります。

す。寝たきりで自分で身体の位置の変えることの出来ない障害者、高齢者の場合には、床ずれの原因になります（図3・6）。

近所の家や隣の部屋の音で眠りが妨げられ、逆に、まったく音のしない無響室のような普段と違う環境では、気持ちが落ち着かず不安で寝つけません。道路や線路わきの建物で、トラックや列車が通るたびに揺れ、振動が伝わってくるのも眠りの妨げとなります。

最近はベッドに椅子の洋式スタイルの家が多くみられます。食寝分離という言葉があります。食事をする所と、寝室を別々にするということです。畳の和室はいろいろの用途に使われます。食事をしていた食卓、飯台をかたづけ、押入れから布団を出して寝室とします。融通はきくのですが、その都度、掃除をしないと、ご飯が畳に落ち、見過ごしてその上に布団を敷いているかも知れません。不衛生でもあり、機能性からも寝室の独立性は必要です。２ＬＤＫとは、居間、食堂、台所、そして、寝室が二室の住まいです。

仮設住宅では家族数により異なりますが、多くは四畳半が二室とＤＫです。一室は居間にしている場合が多くみられます。二人で四畳半の寝室は狭すぎですが、食寝分離からは致し方ありません。しかし老老介護となり、ベッド生活になると、トイレに行くにも、四畳半は介護する側も大変です。部屋の仕切りは使用に応じて配慮する必要があります。

快適な寝床気候とは

夏は寝床の蒸し暑さで、冬は足の冷えでなかなか眠れないことが多くなります。夏の熱帯夜のような暑さでは、裸になっても汗をかき、体温が上昇してきます。真冬のように気温が低ければ、寝床はなかなか暖まらず身体からは熱が奪われ、体温は低下しがちです。裸ですと、気温条件がもろに身体に影響するため、衣服を着用しているときに比べ、生活できる気温の幅は狭く、裸でちょうどよいとされる気温はほぼ三〇℃です。夏の夜、夜中に気温が下がり、窓を開けておくと風向きが変わり、裸だとお腹が冷え、夏カゼの原因になります。タオルケットなどの薄い掛け物や敷布団などの寝具は安眠のためには必要です。夏の寝室に適切な室温は二八℃程度です。それ以上になりますと眠りが浅くなり、覚醒の割合が多くなります。

身体面は皮膚のいろいろの部位の皮膚温を測定し、平均した皮膚温が三四℃くらいで、ほとんどの人が快適と感じます。しかし平均値ですから、冬には足先の温度が低くて眠れないといったことも起こります。寝床に入り布団がぬくもり身体が温まって、はじめて眠りに入ることになります。

寝床の中の気候状態、寝床気候は睡眠にとって重要で、寝床の気候を詳細にみると、体動によって寝床の中の空気の動きも変わります。安眠の得られる快適な寝床気候は、温度三二～三四℃、湿度四五～五五％とされます。衣服の最内層の快適とされる衣服気候は、温度が三一～三三℃、湿度四〇～六〇％、風速は一秒に一〇～四〇センチとされ、快適な寝床気候は衣服気候に比べてやや高い温度を示しています。これは睡眠時の代謝量が安静時の代謝量より少ないので、寝床内では少し温かく保温する必要があるからです。

冷房や電気毛布を上手に使う

高温多湿の夏、就寝時に冷房を使う場合には、温度を下げ過ぎないように注意しなければなりません。冷房時には温度とともに除湿の効果があります。温度がやや高めでも湿度が五〇〜四〇%であれば、かなり快適な寝室の環境となります。

冬は低温・低湿です。人間の身体の約三分の二は水で、口腔や気官など呼吸器官には水分が多く湿度は高いのです。外部の環境が低湿になると、特に口、のどから水分が奪われ口が乾き、気道の粘膜やそこの繊毛運動に障害を与え、のどに入った粉塵をタン等として排泄する力を損ないます。インフルエンザ・ウイルスなどは、こうした低温・低湿状態の気道を好み繁殖、人は風邪にかかりやすくなります。

電気毛布などの使用により冬の寝床の環境はかなりよくなります。毛布やシーツでの睡眠時には、横向きで、膝を曲げ、なるべく放熱面積を少なくするような状態となり、体動も多くなりますが、電気毛布を用いると、仰向けの姿勢での睡眠が多く、体動頻度は少なくなり安眠ができます。足の温度が低いとなかなか入眠できません。眠りにつくと手足の皮膚温は上昇し、足先の皮膚温も適温になります。こういった意味でも暖房は有効です。しかし、温度が高すぎると足がほてるなどして、かえって睡眠の妨げとなる場合もみられます。また低温熱傷の恐れもありますので、電気毛布を点けっぱなしにしないようにしましょう。

第四章　健康寿命をのばす仕組みづくり

つなぐ

1 これからの医療に求められること

健康長寿の社会

健康を維持するのに環境は重要です。身近な環境は住まいです。健康は本人の責任であるとともに、それを支える地域社会、自治体の責任でもあります。日本は急速な高齢化にあって国の社会福祉の支出が年々増大し、人びとの医療費の負担は増しています。今後は財政を支える世代が少なく、高齢者は急増する、超少子高齢化社会です。

国民皆保険とはいえ、保険料の払えない人も増加傾向にあり、生活保護の人も増え、住まいもままならない人もいます。人びとの健康、暮らしは国の制度、地元自治体の行政、政策が関与します。

国民の健康をまもる衛生行政は、基本的には国（厚生労働省）から都道府県へ、そして保健所、市町村の流れです。地域の健康福祉体制の要は保健所です。保健所の設置は都道府県により行なわれ、地域保健法の制定以降、市町村合併の流れのなかで保健所の集約化が進み、保健所数は減少しています。

医療・福祉の実施が、国から地方へと移され、市町村、自治体間の地域差は大きくなっています。人びとの健康を保持増進し生命・生活の基盤となる保健・医療・福祉のシステムは重要です。保健所は、病気の予防、健康増進、環境衛生など、地域の公衆衛生活動の中心的機関として、地域住民の生活と人びとの健康維持・増進に重要な役割を担っています。地域保健法により、保健所に関する規定が整備され、保健所を地域保健の拠点としています。そこでは地域の市町村保健センター、医療施設、福祉施設などと協同、共同しての保健・医療・福祉の連携が必要不可欠で、保健所の機能、活動の充実が謳われています。

当初、保健所は原則として人口一〇万人に一ヵ所設置することとなっていましたが、その後に大都市周辺地域では所管する人口が多くなり、また市町村合併により所管地域が拡大しています。保健所は、各都道府県と政令指定都市、東京都の区ごとに設置されており、これらを農村型、都市型などの類型別、人口階級別にみると、昭和六三年には保健所数八五一ヵ所のうち農漁村型が最も多く、次いで都市型でした。人口との組合せでは人口七・五万から一二・五万人規模の農漁村型保健所が二〇・〇％と最も多く、次いで人口三万から七・五万人規模の人口希薄地域型保健所が一二・二％、人口一二・五万から一七・五万人規模の都市型保健所、そして人口三万から七・五万人規模の農漁村型保健所が八％台でした。その後、市町村合併などにより保健所は統合され、保健所数は減少し、一方で市町村センターの増加は顕著です。

国は昭和五三年度から市町村センターの整備を推め、市町村センターを市町村レベルの健康づくりの「場」とし、地域の住民に身近な対人保健サービス、健診を総合的に行なう拠点と位置づけ、国の助成で市町村センターの施設建設に予算措置が行なわれ各地に建物が建設されました。

定年後には、職場を離れ定期健診もなく、病気や寝たきりになったらと、だれしも不安感がつのります。ヨーロッパの福祉先進諸国では、予防を主として、病気や寝たきりになった場合には、最低限度の社会保障システムを国レベルで確保し、地域自治体において実施するという医療、保健、福祉の基本方針があります。人びとの最低限の生活水準が地域社会で確保されたうえで、年金を基礎とした人生の実現が、社会体制維持のうえからも望まれます。

財政面では社会保障経費を、社会や個人がいかに負担するかが問題です。人口構成がピラミッド型を呈し、経済も成長期の社会では、後世代、社会への相互依存の考え方から、保険による高齢者の医療費の無料化も行なわれ得ます。日本でも一時期、高齢者の医療費の無料化が行なわれましたが、少子高齢化、経済悪化など社会の変化によって、高齢者の医療費が有料化され、さらに年金生活者からも介護保険料、税金が徴収されるようになり、負担は増大します。

かつて人口構成も若く、経済成長の著しかった日本社会も、今ではイギリスをはじめとするヨーロッパ諸国の高齢社会よりも老熟期の社会です。厚生労働省では今後の更なる少子・超高齢社会に向けて、政策・対策を行なっています。健康、衛生面では、人生八〇年時代が現実のものとなり八〇歳になっても一人一人が自分自身で身の回りのことが出来、社会参加も出来るような、生き生きとした生活をおくれることを目標に「アクティブ八〇ヘルスプラン」が提示され、「健康日本21」活動では二一世紀を健康で活力ある社会とするために、健康保持の「一次予防」を重視し病気を予防し、健康を保持・増進し、寝たきりや痴呆にならないで生活できる期間、すなわち「健康寿命」を掲げ、国民の健康づくりを目指しています。

医療や年金の経費は年ごとに増大し、現在は全体の不足分を国債でまかない、それを将来の世代へ先送りで凌いでいます。日本の赤字国債は、財政破綻したギリシャの状態を遥かに上回る規模です。いずれにしろ、高福祉・低負担は立ちゆかないことは明らかで、北欧諸国やイギリスの西欧福祉先進国のように消費税による国全体としての高負担による高福祉であるか、ほどほどの中福祉・中負担であるか、いずれにしろ、現代社会において福祉と負担のバランスを取らなければならない状態です。

コラム6　タピオラ団地（フィンランド）の保健所

これまで予防医療を政策の基本としてきた北欧諸国は、福祉先進国として知られています。約四〇年前に北欧四ヵ国の医療・保健施設を視察し、二〇〇七（平成一九）年にフィンランドのタピオラ団地の保健所を再度訪れる機会がありました。ヘルシンキの中心部から約一〇キロにあるタピオラ団地は、開発当初はモダンなニュータウンとして世界的に関心を集めました。当時のタピオラ団地の保健所は、三階建てで、二名の医師、五人の看護師、五人の助産師が主な職員で、当時は団地の人口構成も若く、保健・医療の中心は妊婦、小児でした。こうした保健所の規模、スタッフなどの状態は当時の日本の保健所の状態と類似していました。

現在の保健所は以前の場所から五〇〇メートルくらい離れた郊外に二〇〇五（平成一七）年に新築され、五階建てで高い木々に囲われた広い敷地に建設されていました。スタッフは、医師が一八名と多く、そのうち一〇名は女医で、看護師は一〇名でした。勤務体制は八時から一六時の勤務時間で、住民の健康保持・増進を図る一次予防、疾病予防の二次予防を主とした外来のみで、その後、夜間は無人化します。訪れる住民の病気は糖尿病、高血圧、脳卒中、肝臓疾患などの、いわゆる成人病、生活習慣病であり、医師の仕事はこれら生活習慣病の予防、保健指導、治療、リハビリです。医師はほとんどが一般医であり、近年の団地の人口構成の高齢化から老人科の専門医が一人加わっていました。

フィンランドの保健所の組織は一九四五（昭和二〇）年、世界大戦後に始まり、予防医療の面を受け持ち、住民の一定の人口規模ごとに設置され、地域保健、医療、リハビリなど、保健・医療・福祉の連携が行なわれています。この辺りの状態は発足時の日本の保健所と酷似しています。

北欧諸国は一般的に物価、税金は高く、消費税は物品目により異なるが、一般には二〇％強です。そのうちのかなりの割合が、保健・医療・福祉、教育関係に当てられています。

教育費・医療費、だれが負担するのか

義務教育の小・中学校でも給食費や教材費、果ては制服と子供の教育に経費がかさみ、高校教育も一般化しています。さらには大学や大学院となり、法科大学院が新設され、以前には司法試験の受験資格は厳しくなく、難関の試験に合格すれば司法、弁護士への

道は開けていました。法科大学院制度により弁護士が増え、テレビで広告も盛んに行なわれ、さながら訴訟社会の様相がみられます。

以前には公立学校と私立学校とには学費の面で大きな差があり、普通の一般の人はほとんどが公立学校でした。しかし、高校進学が一般化し、大学も増え、国公立大学が法人化され学費が高くなり、私立との差が少なく教育費も高くなっています。日本は手に職を付けるより頭でっかちの高学歴社会です。大学は専門化し学部、学科は細分化しています。

医学部の場合、学生の教育期間は六年間で、大きくは入学し二年間の語学や物理などの教養科目、次いで二年間の解剖学や生理学などの基礎医学系や公衆衛生学、衛生学、法医学の社会医学系、そして最終の二年間で内科や外科、産婦人科などの臨床医学の三分野です。卒業し、国家試験に合格し医師免許を得た後に二年間の実地研修が、医師への基本的な課程です。実地研修では選択により社会医学として、予防や健康に直接関係する保健所や健診センターでの研修もありますが、医師の卵が選択するのは、多くの場合、病院での実地研修で、専門化し細分化した脳神経外科や神経内科などの臨床医療です。医学分野にしろ、建築分野にしろ、人材育成がベースにあります。イギリスの大学での医学教育は基本五年で、日本より短期間です。日本の医学教育は大学での六年間、さらに二年間の研修期間が義務化され最低でも八年間です。現在は専門医としての後期研修医制度が進められています。歯科医師、薬剤師、獣医師も六年間に延長されました。学費、経費は個人負担で、その負担額は大学法人化により国公立大学では増大していきます。

医学の研修医制度

以前には医科大学における卒業後の研修でインターン制度があり、医学部卒業後に病院で一年間の実地研修後に医師国家試験の受験資格を得るものでした。インターン生は医師でもなく学生でもない身分の定まらない存在であることから、昭和三〇、四〇年代に学生によるデモや反対運動が起き国では対策のないままに、インターン制度を廃止し、しばらくの期間は医療研修の機会が失われました。やがて司法研修生のように国で手当を支給する研修医制度とカリキュラムが厚生省、医学教育協議会などで検討されました。

経費の面から研修期間をインターンのように一年間とする案もありましたが、充実させるため研修期間を二年間としました。しかし、最終段階の財政面で、国からの経費の支出がないままに研修制度のみが義務付けられました。結果として研修医への給料や待遇は、研修指定病院による支出となり待遇面での研修医の争奪戦となって、大学病院、医局の支配が揺らぎ医療の産業化となりました。

大学の管轄ついて、教育に関しては文部科学省の管轄、病院で、医療については厚生労働省です。ほかに医師の資格を得ることのできる防衛医科大学校は防衛省の管轄、自治医科大学は自治省であり、産業医科大学と国立保健医療科学院（旧国立公衆衛生院）は厚生労働省の所管で、省により特異性がみられますが、大学の法人化により歪みが生じています。

専門分野での医療は日進月歩で、大学病院をはじめ大都市部の設備の整った病院では高度の医療が行なわれ、多くの分野で専門化が進んでいます。一方で多くの地域では地域住民の医療には、日常的に受診し継続的に健康管理などを行なう一般医、家庭医が必要とされます。

一般医、家庭医としての医師の役割は、

①患者の問題を的確に把握
②適切な指示や緊急に必要な処置の実施
③他の医師への委託
④個人や家族の継続的な健康保持
⑤慢性疾患の継続的な治療やリハビリテーション

です。

大学での医学教育は、病気の予防、健康づくりを根底にして、一般医、家庭医としての教育がベースにあるべきと考えられます。しかし、医療の細分化、専門化が進み、医薬分業、高度医療が進んでいます。医療行政では難病指定が増え、薬漬けの状態で、医療の産業化が進み、医療費は増加の一途で個人負担も膨らんでいます。

建築士の資格制度との比較

建築の場合にはごく小規模な建築物を除き、設計または工事監理を行なうには建築士の免許が必要となります。他の多くの資格と違い、この制限は報酬を得なくとも、業としてでなくとも適用され、たとえ本人の住む家であっても例外ではありません。これは建築物が多くの人びとの生活、地域社会に密接に関わり、違法な建築物が場合によっては命を奪う凶器にもなりうることからの制限です。医療行為ですら業としてでなければ医師以外の者が行なうことを禁止していないことから、建築士の行なう設計や工事監理は重い社会的責任の下にあり、公共的性格の強いものであるといえます。

日本では、建築学科は一部の大学を除いて工学部に所属しています。建築士は、個人や企業の依頼を受け、報酬を得て、建築物の設計や工事監理をすることができる国家資格で、一級建築士、二級建築士、木造建築士があり、業務範囲は建築物の規模などによって異なり、木造一戸建てのほとんどの住宅は、二級建築士が設計、工事監理をすることができます。一級建築士には建造物の制限無し、二級建築士は延べ面積一〇〇〇平方メートル以下、木造建築士は比較的小規模（木造二階建て以下、延べ面積三〇〇平方メートル以下）の木造建築物に係る設計や工事監理を行なうことができます。

日本では、ごく小規模な建築物を除き、建築物の設計や工事監理にも建築士の免許が必要です。建築の専門教育を受けていない場合でも、ある程度の実務経験があれば、二級建築士や木造建築士の受験資格があります。一級建築士は、大学や専門学校などで専門的な建築学の教育を受け、その程度に応じて実務経験期間が短縮され、二級建築士や木造建築士も実務経験により一級建築士受験の資格があります。

住宅改修などは大工、工務店が地域の気候風土や建築材を熟知しており、これまでは円滑に行なわれていましたが、近年の工業化や分業化により、機械製品のように建築物の工業部品化が進んでいる現状があり、地域での大工の数は減り、高齢化が進んでいます。

国の建築衛生についての政策は、以前は健康に関係することから厚生省で行なっていました。それが建設省の所管となり、国土交通省となり、お互いの住まいに対する安全・健康に対する理解、関与が薄くなっているといえます。安全・健康面から、建築衛生行政、厚生行政、文部行政、そして財務行政の一体化が必須で、単に補助金や助成金の問題ではありません。

健康づくりの一次予防から二次予防、さらには三次予防ともいわれるリハビリから治療まで行なっているフィンランドのニュータウン・タピオラ団地のような保健所が、超高齢化する日本の社会、特に地方では望ましく、過疎地区・無医療地域においては支所的にセンターを設置し、保健所としての保健・福祉・医療活動が必要です。

日本には各県に医科大学が一校以上あり、医師の養成とともに高度医療を担っており、医療組織は医科大学を頂点とし、大、中、小病院をヒエラルキー、ネットワーク化していました。国公立大学が法人化され、研究費の獲得にも競争原理が働いています。

一方で予防医学・公衆衛生分野は教育機関が少なく、医師不足です。以前は厚生省関連機関の国立公衆衛生院で行政・疫学・看護・生理衛生、そして建築衛生にわたる部門があり、保健所職員、国家公務員、大学院生などの公衆衛生の教育・演習が行なわれていました。これからの時代には、予防医師の活動を中心とした保健所と市町村センターの自治体のネット網を絡めた組織とすることが重要です。国、行政レベルでの保健関係者、一般医、保健師の育成、そして、地域での医療・保健・福祉の連携システムが病気の予防、健康づくりの一次医療が経済面からも重要です。

コラム7　医師の倫理について

私に贈られてきた昭和三〇年代の日本医師会の医師の倫理の冒頭には、「医師はもと聖職たるべきもので、従って医師の行為の根本は仁術である」とあり、社会に対する義務では、医師は社会衛生に寄与すべき、そして、みだりに広告せぬことともあります。

最近の医の倫理綱領の冒頭にも、「医学および医療は、病める人の治療はもとより、人びとの健康の維持もしくは増進を図るもので、医師は責任の重大性を認識し、人類愛を基に、すべての人に奉仕するものである。」と謳われ、

①医師は生涯学習の精神を保ち、つねに医学の知識と技術の習得に努めるとともも

に、その進歩・発展に尽くす。
②医師はこの職業の尊厳と責任を自覚し、教養を深め、人格を高めるように心掛ける。
③医師は医療を受ける人びとの人格を尊重し、やさしい心で接するとともに、医療内容についてよく説明し、信頼を得るように努める。
④医師は互いに尊敬し、医療関係者と協力して医療に尽くす。
⑤医師は医療の公共性を重んじ、医療を通じて社会の発展に尽くすとともに、法規範の遵守および法秩序の形成に努める。
⑥医師は医業にあたって営利を目的としない。

とあります。しかし、現実には街には広告があふれ、年々、医師数は増加するなかで地方の病院では医師不足で、年俸や待遇面から医師の確保に努めています。研修医制度の発足時には研修医が大学病院の先輩医師の年俸を上回る研修病院があり、医療産業となり地域差、病院差が大きくなっています。

研修医制度での研修医の手当金を国で支給せずに研修病院にまわし、医療や教育を競争原理にしたことが大きな要因で、国の財政を握る役所では、目先の経済ではなく将来の日本の医療・健康を念頭に置いて事を進めるべきで、国の財務当局が「医の聖職、仁術」をないがしろにして、医業を営利にした元凶と考えられます。

2 イギリスの保健・福祉社会に学ぶ

ゆりかごから墓場まで

世界にさきがけ産業革命の先駆をなした大英帝国も、幾多の試練に突き当たりながらも「ゆりかごから墓場まで」をモットーに福祉社会を形成してきました。しかし、ここでも子どもが家業を継ぎ同居し、または「スープのさめない距離」に住んでいる場合は少なく、若い世代は都市部に住み、昔ながらの広い家には高齢者世帯や一人暮らしの老人が住んでいる場合が多くみられます。核家族化は高齢社会に一般的にみられる家庭環境の変遷です。

社会保障は生活を不安にする窮乏に対応して、国民にナショナル・ミニマム（国民最低限の生活水準）を確保することを目的に、一九四二（昭和一七）年にイギリスで公表された「社会保障および関連サービス」報告が、イギリスでの社会保障制度の基礎となり、世界の社会保障制度に多大の影響を与えました。

イギリスの医療は、基本的には国営の国民保険サービス（ＮＨＳ）により行なわれ、疾病予防からリハビリテーションまでの包括的医療が、原則的には税金によってまかなわれており、一般医の報酬は登録した患者数によります。最低限の医療行為はＮＨＳによりまかなわれます。ただし、入院などは病気の重症度によって入院待ちの期間が異なり、長期化するのが一般的です。近年はアメリカナイズされた保険が幅をきかせるようになり、待機なしに入院を希望する場合には、私的保険に入り私的病院に入院することになります。

以前のイギリスは、失業率が非常に高くイギリス病といわれていました。イギリスの医学教育は、日本より短期間です。医学部には高校からきびしい試験で入学し、日本のような英語や物理などの教養課程なしで、いきなり基礎医学から始まる五年間の医学教育です。五年生は臨床実習で教育病院などでの教育になり、ハードなスケジュールです。卒業により自動的に仮医師登記となり、一年間の臨床研修を終えると本免許となり、日本のような医師国家試験はありません。大学院に入って博士号（PhD）を得る人は医学部ではほとんどいません。さらには臨床専門科で研修し、専門医の資格を取得すれば専門医として通用します。

医療福祉の面で、イギリスの高齢者に対する福祉サービスには、入所サービスとして、NHS病院やナーシングホーム、老人ホーム、グループホームなどがあり、在宅サービスとしては、ホームケア、デイケア、配食サービス、介護機器の貸与、住宅改造のサービスなどが行なわれます。イギリス政府では、在宅ケアを重視していますが、現状では入所サービスの施設ケアへの入居希望者が多くなります。核家族化や住宅事情などから、高齢者の施設入所が多くなるのは当然と考えられます。

イギリスの核家族化は日本に先駆けて進み、子どもは都会に出てゆき、昔ながらの広い家には、高齢者世帯や独居老人が住んでいる場合が多くみられ、一九七〇、八〇年代には、冬季になると、街角に「寒さから老人を救え、低体温症から救え」といったポスターやプラカードがみられました。高齢者が昔ながらの古い天井の高い大きな家に、暖房が十分でないままに生活し、体温調節の衰えもあって体温が低下ぎみとなり、ついには家の中で低体温症となり死亡するといった事例が多くみられ社会問題になりました。老人が寒さをさほど感じなかったり、広い部屋を暖めるのに暖房装置が不備であったり、あるいは燃料が十分でなかったりといったことが、老人性低体温症の原因になります。近年には、住まいの室温などの基準を設定し普及しています。

二〇世紀初頭のイギリスの思想家であったヒレア・ベロックは、本来、自由主義と資本主義とは敵対する関係にあるとし、社会の不安定性を克服する方策として、

①民のだれもが財産を持たず、国が財産を所有する社会主義か

②少数の人びとの特権を維持したまま、大多数の人びとには日常の労働に対して最低限の生活を保障する制度か、または、

③多くの人びとが財産や生産手段を持つ分配主義か

の三つを挙げています。

全ての人びとが豊かな福祉、医療制度を公平に享受する分配主義は望ましい姿ですが、現在の競争社会化した不確定な時代において、成立は困難と思われます。高齢社会においてはベースに人びとに最低限の医療、生活を保障し、そのうえで富裕層など個々の場

合においては医療・社会保障のレベルアップをはかる方策を講ずるべきと考えられます。

国による社会福祉制度

北欧諸国では医療・介護制度に租税方式、消費税が当てられており、消費税が二〇%以上です。日本では医療、介護制度ともに社会保険方式で、国、自治体、住民の支払いです。本人負担は三割、収入によっては一割、生活保護受給者は無料です。残りは公的な税金からの支払いで、高齢化で個人の収入が少なくなると、公的な支出が増し、病気になる高齢者が増し、病院通いが多くなると社会保険制度に無理が生じます。

日本における医療機関への受療率を、年齢別にみると、受療率の最も低い年齢層は、入院については一〇～一四歳で、外来通院では一五～一九歳です。その後は年齢とともに受療率は増加し、五五歳以上になると全体の平均受療率よりも高値を示し、高齢者の医療費は増加しています。

一方で健康診断等の受診状況についての厚生労働省の国民生活基礎調査では、二〇歳以上の健康診断等の受診状況は「受けたことがある」は比較的高く、そのなかで仕事についている人の受診率は高いが、仕事についていない人では低率です。また、受診しなかった理由として多いのが、「心配なときはいつでも病院などで診てもらえるから」が、年齢が高くなるに伴って多くなっています。

現行の医療制度では病気でないと医療保険の対象とならず、健康診断や健康測定等については自治体や職場などの機関で様々な補助制度を設けていますが、個人の持出しが多く、経費や検査・測定項目に年齢間の不公平感があります。

地域の自治体によっては栄養・運動指導が普及し、高血圧や糖尿病が減り人びとの健康レベルが上がり医療費が削減し、さらには死亡率が低下し、個人と共に地域自治体の健康レベルが上昇して地域全体としても経費を減らすことが出来ています。

医療費と生活習慣に関するある自治体の調査において、一人、一ヵ月当たりの平均医療費に対する生活習慣病の喫煙、肥満、運動不足の三要因の影響について検討し、喫煙はこれらの要因がすべてない人に比べて平均医療費を九%増加させ、肥満は八%、運動不足は七%増加させています。さらに二つの要因が重なると医療費の増加の度合いは一七%～三二%に増加しています。そして喫煙習慣があり、肥満、運動不足である人の医療費は、これらの要因がすべてない人に比べて四三%もの超過となることを示しています。

また人口約九〇〇〇人の村での調査では、行政による栄養・運動指導の介入により、住民の健康レベルが上がり村の医療費が削減され、さらに死亡率の低下もみられていました。

個人の側からは、健康づくりに意欲をもち生活習慣を良好に保っている人に、利のある制度にすることによって個人のみならず地域全体の健康レベルが上昇し、社会全体としても経費を削減することが出来ると考えられます。

現行の医療保険制度では医療が予防に向かわず、病気の治療に力点がおかれ、病気を造り出している面があります。

3 住まいを支える地域の仕組みづくり

お金よりも公営住宅を

日本では高齢者の住まいを支える地域社会の施設として、高齢者ケアセンター、老人ホームなどがあり、政府は高齢者のケアをイギリスと同様に各家庭に期待しています。しかし、子や孫を含めての大家族での暮らしの形態から、一人暮らしを含め核家族化が進行し、女性の社会への進出もあり、こうした社会情勢と住宅事情により家族、家庭での高齢者のケアは大きな負担となり、介護不能となるケースが続出しています。

公的な老人ホームは身体的に弱い、または経済的に弱い高齢者の住まいとされています。老人ホームには、特別養護老人ホーム、養護老人ホーム、軽費老人ホーム、そして、近年には有料老人ホームが比重を増しています。特別養護老人ホームは心身上の著しい障害のため、日常生活で介助の必要な六五歳以上のいわゆる寝たきり老人を対象としています。養護老人ホームは経済的理由や心身、居住環境からの理由により自宅での生活が困難な六五歳以上の老人を対象とし、経費老人ホームは家庭環境や住宅事情などの理由から自宅で生活することの困難な六〇歳以上の老人を対象に、給食をたてまえとする場合と自炊設備付きの場合とがあります。

寝たきり老人を対象とする特別養護老人ホームの需要は多く、地域によっては入所までにかなりの期間待たなければならない場合があります。ホームの数や入居人員は、増す方向にはありますが、超高齢化の社会では後追い状態です。

昭和三八年の老人福祉法制定時には、公的老人ホームの全国の定員数が五万人以下で、その大部分が養護老人ホームでした。昭和五〇年代には養護老人ホームと経費老人ホームの増加もみられましたが、その後は特別養護老人ホームの増加が著しく、昭和四〇年の定員一万九〇〇〇人から、二〇年後の昭和六〇年には一二万人となりました。しかし、超高齢化社会の日本ではホーム入所希望者は増え特別養護老人ホームの絶対数は少ない状態が続いています。

六五歳以上の高齢者のうち、在宅で寝たきりの状態にある場合がかなりの人数にのぼり、老人ホームへの入所待ちを強いられている場合が多くなっています。核家族化や、住宅事情などから各家庭に大きな負担となり、家庭では介護不能となっている場合が多くみられます。高齢者は何らかの医療を受けている場合が多く、特別養護老人ホームの高齢者には、重度の障害の場合が多く、医療とすべての生活行動に介助を必要とし、病院などとの連携が必要となります。

急激な高齢化によって公的な施設の存在はきびしくなり、民間企業の経営になっています。私的な施設の経営である有料老人ホームは、入所者の利害や福祉に反することを防止するため、ある程度の公的規制を受け、昭和五七年に社団法人全国有料老人ホーム協会が設立され、事業経営者による規制、入所者の福祉、相談などが行なわれていますが、それらの設備、運営は各施設によって異なっています。

民間施設の老人ホームでは防火設備や衛生管理も不備で火災事故や感染症の蔓延がみられる場合もあります。有料老人ホームが多くなり、入居者への虐待行為や金銭トラブル、建築設備面の不備もみられます。民間に投げやるのではなく自治体による公営施設の自主的な有料の運営が必須です。

日本はこれまで経済面でも西欧諸国に追いつき追い越してきましたが、安定した社会保障の体制の確立には至っていません。社会保障制度には、公衆衛生・医療や社会保険、公的扶助、社会福祉などがあり、これには生活の基本である住宅対策が当然のこととして含まれます。

住宅については、市町村の公営住宅があります。生活困窮者には生活保護費ではなく、第一に住まい、公営住宅での安定した生活が必要です。役所仕事の現金支給による不正な生活保護受給も多くなっています。近年は各地で空き家が増え老朽化や火災など管理上からも問題となっています。これらの空き家を公的に活用すれば、自治体の財政・経済面からも人びとの健康面からも有効に機能するものと考えられます。高齢者の場合は健康状態が住まいと多く関わっています。

自分の住まいの地域の老人センターや福祉施設の存在が重要です。高齢者のケアとしての施設が身近に、町に高齢者のデイケアとして、あるいは日常生活においても人びとが気がねなく出入りができるコミュニケーションの場が必要です。老人ホームではベッ

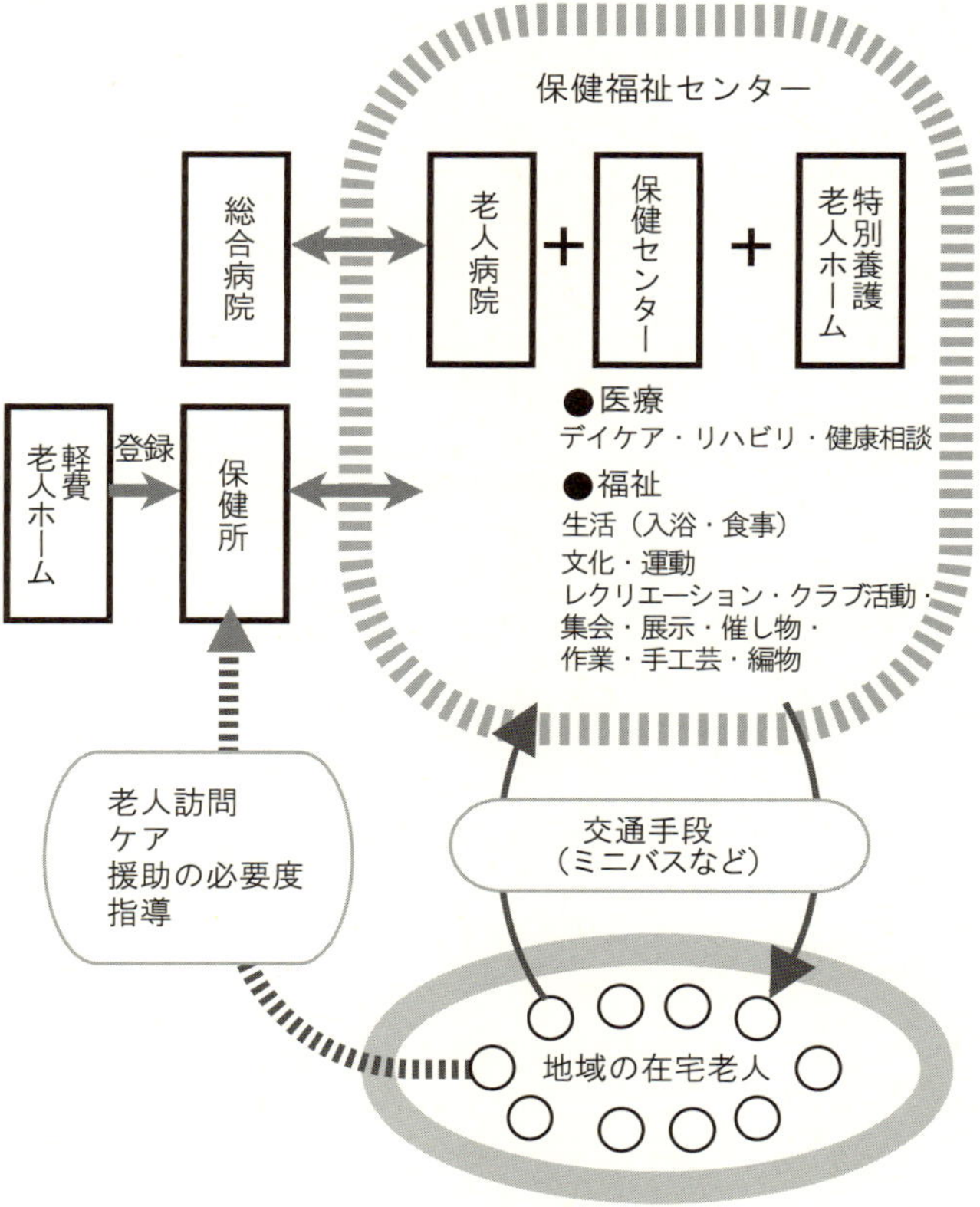

図 4・1　地域の保健福祉センターの体系化

地域で福祉・保健・医療を「つなぎ」、人びとが常に集い、話し合い、助言、相談、助け合いが生活の一部となり、必要となれば施設にと、自治体が福祉の町になることが望まれます。

ド上のみが自分の場で、姥捨山的な存在でしたが、個室化によりプライバシーが保たれ、生活する場になり、さらに入居者同士のコミュニケーションの場になることが大切です。

老後を施設で過ごしたい高齢者、自宅で必要に応じてデイケアを受けたい高齢者もいます。高齢者のみでなく若い人びとも集まり、相談や家族への助言といったことから、高齢者や寝たきりの人も過ごせる住まいになり、さらに地域の社会福祉の施設やシステムが、これからの住まいの環境を方針づけていくものと考えます（図4・1）。

コラム8

「老年の国」の大問題

世界で「老年の国」が、だんだんと増えています。老年の国とは、老年人口（六五歳以上の年齢層）の総人口に対する割合が七％を超えた場合をいいます。日本の場合は一九五〇年以後、社会の高齢化が著しく、一九七〇年には老年の国となりました。その後の高齢化へのスピードは加速され、対応が後手に回っています。教育、予防、社会福祉の対応が、待ったなしの状態で、日本社会全体としての取組みが必須となっています。

大家族制が崩壊し、晩婚化が進み、祖父母、親、子供と三代が同じ住まいに暮らす三世代家族の数は減少しています。核家族化の傾向からすると、一人暮らし老人の数は今後も確実に増加していきます。一九八五年には世帯主が六五歳以上の世帯数は五二〇万世帯で全世帯の一三・八％でしたが、四〇年後の二〇二五年には一四〇〇万世帯、全世帯の二八％になるものと推定されています。また、一人暮らしの老人世帯は、一九八五年に一二〇万世帯であり、単独世帯数の一五・〇％であったものが、二〇二五年には、三八〇万世帯と三・二倍に増加し、単独世帯の二七・八％を占めるまでになるものと推定されています。一人暮らし老人には、住居の問題をはじめとして、経済的なこと、加齢に伴い低下していく身体機能、それに伴う日常生活での障害といったことが、根本的な大問題となります。

高齢者世帯の住居状態を近年の統計でみると、持ち家に住む場合が、夫婦世帯で八〇％近くであるのに対して、単身者の場合は六〇％強と少なく、その分、民営借家が二七％と夫婦世帯にくらべ三倍以上と多く、高齢単身者の居住環境の質の低下がみられます。居住室の広さは一人当たりにすると各住居の種類ともに単身者の場合が広く、なかでも持ち家の場合はかなり広くなります。死別や、それまで一緒に住んでいた家族が独立した場合などで、老人がそのまま同じ家屋に引き続いて生活していることによります。この場合には住居の老朽化やメンテナンスとともに、高齢者の生活や身体活動、居住空間の機能性が問題となります。

一人暮らし老人の場合には民営借家や間借りの割合が多くなり、生活に不便であったり、設備の悪いところであったりします。そして、高齢のためや、身体活動や健康状態から立ち退きをせまられ、転居先を探すもままならないといった事態も生じています。

加齢に伴い生活行動にも変化がみられ、歩行に杖を必要とし、階段や床面の段差が歩行の妨げとなる場合も生じ、住まいのなかでも、住居機能や住居の改善を必要となる場合も起こります。階段や廊下などに手すりを設け、夜間に用便の近い高齢者には常夜灯が必要です。浴室や便所などにも高齢者の身体機能に応じ、腰掛け便器への変更や、浴室では浴槽の高さ、大きさなどの改善が必要です。高齢者向けの住宅や居室の建築には、高齢者の身体機能を考えての住まいの機能化と、将来起こる身体機能の劣化に対処できるように、フレキシブルな設計が要求されます。

病気予防と健康保持のしくみ

人びとの健康、病気の予防を担う保健所の役割は、きわめて重要です。北欧のフィンランドの保健所のように予防医学を主として複数の医師が勤務し、保健所の機能強化が望まれます。社会主義国のキューバでは医師も国家公務員で、学生の時から人びとに生活指導などを実践しており、医学部での教育期間は短く実践的です。超高齢化する日本では、医師は都市に偏在し、地方では医師不足で、過疎地区・無医療地域が増加しています。こうした地域には、保健所のネットワーク、支所的なセンターを設置し、複数の医師による保健・福祉・医療の日常の活動が大切です。

「予防は治療に勝る」といわれ、病気にならない地域環境、住まい、生活環境が、地域経済の面からも重視されます。健康づくりに意欲をもち生活習慣を良好に保っている人に、利のある制度によって個人のみならず地域全体の健康レベルが上昇し、地域自治体としての経費を減らすことが出来ると考えます。

近年は、保健所の減少、保健所の医師も減少しています。予防医学や健康医学が臨床医研修制度の強化と裏腹に、ないがしろにされ、地域の保健・福祉・医療の不備、不在の原因となっています。医学部卒業後の研修医のカリキュラムに保健所実習が、以前には義務付けられていましたが、選択制になり保健所実習を選ぶ研修医は少なくなっています。地域では公的な病院は医師不足や経営面などから、集約化をはかり、廃止に追い込まれています。

生活保護は経済的に困窮する人びとに対して、国や自治体が、最低限度の生活を保障する公的扶助制度です。母子家庭や病気、生活苦などで「最低限度の生活」が困難な場合で、その数は増加しています。

非正規労働者や失業者、生活保護受給者の増加、そして高齢化により、国や自治体の医療保険や介護保険の収支がくずれ、赤字部分が大きくなっています。高齢者医療制度の対象年齢も引き上げになり、高齢者、年金生活者、特に国民年金受給者にとって、厳しい状況です。

高齢者が定年後に、よりどころとしている年金が不安定となり、老後のため預貯金にも先行き不透明で社会的にも不安材料が増しています。個人の生命保険などの分野にも保険会社間の競争原理が持ち込まれ、加入者獲得に外国資本も加わり自由競争化しています。福祉の分野では全国的に老人ホームや介護事業に参入した事業者も、都市部で市場化が激しくなっている一方で、人口密度が疎で利の薄い地域からは手を引いています。都市部では株式会社化される医療機関のあるなかで、地方では過疎、無医地区化し、医院、診療所さえもおぼつかないところがみられます。人びとの生存・生命にかかわる医療・保健・福祉分野の多くを競争原理におくことは、高齢社会において社会不安を増幅させ社会状況の悪化を招きます。

現在の日本の医療保険制度は、病気の治療を対象としており、予防に繋がらず、結果として健康を害し寝たきりの老人が多くなります。介護保険制度にしても、施設側の経済性や効率性が前面にでると、介護サービスの基準を高くし収益が多く、手のかからない寝たきり老人を生み出します。補助金のバラマキでなく地域での公的な医療・介護面の展開、運営により、地域全体としての介護・福祉が向上します。実際の地域での健康づくり計画や実施については、各地域の自治体にまかされており、各自治体の積極的な取組みが必須です。超高齢化した社会では、市・町・村、地方自治体が、福祉の場となる事が必要です。

国民年金が生活保護費より少なく、今後は国民年金者のなかで生活保護者になる場合が多くなるものとみられます。住んでいる地域により事態は異なり、都市で賃貸住宅やアパートなどで生活する場合は居住費や生活費が高くなり、地方では病気になった場合の病院、医療機関の問題があります。しかし自宅に住み広さに余裕がある場合には、活用することができ、年金で自適の暮らしが可能です。将来の住まいを決める時期は、定年前が重要です。

生活保護受給者は、加齢にともない増加し、独身者で多くなっています。男性では五〇歳代から七〇歳代に多く、六〇歳代にピークがみられます。男性より平均寿命の長い女性の場合には七〇歳代にピークがあり、三〇歳代と四〇歳代ではその他の世帯の女性の受給者が多く、これには母子家庭によるものと思われます。

この傾向は超高齢社会化において増々増長され、こうした中で不正生活保護受給者がみられます。生活保護費が国民年金を上回っていることにも原因です。生活保護をお金でなく生活の基本である住まいと公共料金などに限定すべきです。公営住宅を公務員を主な対象にするのではなく、自治体が管理し、生活の収入や困窮者を優先し、電気代や上下水道料金、そして、予防接種や義務教育費を自治体が負担し、最低限度の生活を保障すべきです。

空き家は全国的に増加して、自治体では官民連携施策の取組みとして協議会などを立ち上げ、シンポジウムなどを開催し対策に努めている場合がみられます。土地や家屋所有権の法的規制と税制が大きなネックとなり、空き家率は全国で年ごとに増加しています。放置され倒壊し周囲に被害を与える危険性もあり、自治体での喫緊の対応が迫られています。

各自治体で空き家に手を加えて補修し公営住宅にすることも出来ます。個人の権利やプライバシーから裁判、訴訟問題になった場合には自治体が対応し解決すべきです。荒れ地、公共土地についても同様で、駐車場や公園、公営住宅の用地として、自治体で活用すべきで、一時的な利益のためにいたずらに売り渡しや譲渡すべきではないと思われます。

医療面では、イギリスのような住民による登録制の家庭医制度がありますが、日本では住民の普段の予防を第一に考え、フィンランドのような予防、健康診断、健康測定を中心とした医療・保健が行なわれれば、住民の健康度が増し、地域全体として医療費も削減されると考えられます。

日本の超高齢社会において、施設ケア、老人ホームなどの需要は、増大することは明らかです。公的な福祉施設、老人ホームの運営を自治体で自立、自活できる、地方自治体による福祉組織が必要です。

年金については、少なくとも最低限の生活保障を眼目にして、定年後に地域で暮らせることを基礎に置き、公的な老人ホームに入居した場合の経費が、年金によって収支が取れなければなりません。

公務員や議員年金をはじめとする共済年金、厚生年金、さらには私的な医療保険、年金保険などについては、自己責任の立場に立って、相互扶助の観点から国庫負担と切り離し、その集団、事業体において医療・年金保険を運用し、医療・保険面での利便性を享受すべきです。国の赤字を競馬、競輪、パチンコ、公営カジノなどギャンブルでなく地に足のついた地域での保健福祉社会の構築が必要と考えます。

結びにかえて——健康と建築の私の履歴

住まいは暮らしの基盤で、日々の安全、安心を保障するものでなければと考えます。それには住宅の基本的な要素の性能や健康に配慮した家づくり、街づくりが必要です。家は健康、環境、福祉、教育、経済など多くに関係し、家族の構成や年齢などによっても、住まいへの思惑が異なります。

私は医学部を卒業し、研修インターン時に夜間の建築学科で学びました。当時のテキスト「建築計画」原論には、建築と気候、気候図、換気、建築音響などを基に、設計編で住宅、アパート、学校、病院などの概況・計画がありました。医学部でも予防医学・衛生学のテキストに「住宅の衛生学」「環境と健康」などがあり、安全な住まい、換気、照明などの項目とともに、アスベストについては石綿肺としての歴史や予防についても「産業保健」に述べられています。

建築分野も医学分野でも専門分野が細分化し、家を建てるにしても以前は大工の棟梁が仕切っていましたが、今では分業化が進み、設計は建築士、施工管理は現場監督、そして技能職の現場の職人となり、いずれも国家資格になり工程がマニュアル化されています。医師の場合には二年間の研修医制度が義務化され、さらには後期研修医制度により臨床医学は細分化されます。

医療の細分化、医療機器の発達により高度専門医が多くなり、難病指定も多くなりました。社会主義のキューバでは一般医が多く、医学生の時から住民に予防医学を行なっています。中国の古くからの言い伝えに、「上医は国を医し、中医は病まんとする病を医し、下医は病を医す」とあります。中医は予防医学、下医は臨床医学で、上医は医療制度などを定める行政職の医師です。感染症対策に予防接種が効果的で、予防接種は保健所の中医の仕事で、こうした制度を決めるのは上医の役割とされます。

私は予防医学、中医としての教育を国立公衆衛生院で受けました。公衆衛生院は全国の保健所の医師や保健師などの養成機関として重要な存在です。ここで私は建築衛生部で室内の一酸化炭素の実験を、そして、保健所実習では地域計画をテーマにしました。

成果をまとめて彰国社主催の懸賞論文「住環境における《ひと＋もの》計画」に応募し入選しました。その後一九九四年からの三年間にわたって行なわれた第一回から第三回の《健康な住まい》コンテストでは、建築設計者や建築学科の先生方とともに審査員に加わり、最終審査では各住宅の温・湿度とホルムアルデヒドの実測データを加えての審査で、私には貴重な機会でした。

一九七一年に私の海外初の学会、ドイツでの国際生理学会で「寒さへの適応」を発表し、その足で引き続きアイルランドのダブリン大学でのシンポジウムに参加。引き続き北欧諸国の福祉・医療制度を視察し、各地域の街並みや建築物を見て回りました。

カナダのケベック大学に勤務時の住まいは、地下にプール・サウナつきのマンションでオール電化の住まいでした。大吹雪で停電し、刻々と冷えていく室温に成す術もなく布団を被って復旧を待つのみでした。北極圏にあるエスキモー研究所に出張時には永久凍土に建つ高床式で床温風暖房の住居での生活を経験しました。イギリスのノッチンガム大学留学時には築後約一五〇年の館に住み、当時、高齢化社会の先端を行っていたイギリスでは暖房の不充分な住宅を主因とされる老人性低体温症が社会問題となっていました。イギリスからの帰国時には海路と当時は鉄のカーテンであった「シベリア鉄道の旅」、暖房材が足りなくなったのか、停車駅で私たち乗客が調達する木っ端で暖めての車両にゆられての長旅でした。

ＪＩＣＡの仕事で数週間過ごした中米のコスタリカは火山国、気候は乾期と雨期で気温は年間あまり変化がなく、トタン屋根が多くスコールのような雨の時はその騒音には驚きました。また、トルコのカッパドキアの地下都市は迫害から逃れた隠れキリシタンの人びとの生活の場、今では観光スポットになっており、宿泊した洞窟ホテルの部屋は岩山をくり抜きゆったりとした寝室で、電波は届かず静寂な空間でした。

一九七〇年代に始まったオイルショック、世界の経済は混乱しアメリカなどではビルの建物を高気密化し室内空気汚染によりシックビルが生じ、ＷＨＯで問題となりました。日本では新築住宅の新建材による化学物質汚染が問題となり、医学分野では解剖実習に不可欠の保存用のホルマリン、ホルムアルデヒドが国会で取り上げられ、各大学・機関での対応が求められました。

日本ではオイルショック前の一九七〇年に建築物衛生法が制定され、改定時には私も医学側の委員として参加しましたが、この建築物衛生法ではビル管理の基準を設定しており、温湿度の基準では他の室内基準と同様に年間を通して一定の基準としていますが、健康と省エネルギーのためにも夏季と冬季を区分すべきと考えます。ビル管理法による建築物管理教育センターではビルの衛生管理者の講習会などが行なわれています。

日本建築学会では会誌の他に技術報告集が刊行されており、分野ごとに材料施工、構造、環境工学、建築計画、農村計画、都市計画、建築史・意匠、情報システム技術、教育に細分化されています。また空調やエネルギーなどの分野では、空気調和・衛生工学会があります。医学分野には、臨床医学では、臓器別の講座が増え、予防医学では、従来の衛生学と公衆衛生学から分子予防医学、医療管理学、地域医療学、健康科学などと講座が多様化し、それに伴い学会数も多くなり、細分化され全体を観ることが等閑視にされています。臨床医学では患者の診察よりも検査を重視、時間を割き、大学病院や大都市の総合病院では専門医への受診が勧められます。

研究についても専門分野が細分化し、国内学会での研究発表には倫理委員会の認可が必要とされるようになり、医学研究では血液検査などを研究・発表する場合には同意書が必要とされます。また、産業医学分野では業界の利害関係も加わり許容濃度基準などについては訴訟問題にもなり、アメリカナイズされ、弁護士が増え訴訟社会の様相を呈しています。

国際学会も多く開催されており、オリンピックのように数年先の開催都市を会員の投票で決める学会もあります。私はボケ防止もあり、年に一度は海外の学会への参加を心掛けています。今年、五月にはアイルランドの首都ダブリンで開催された国際産業衛生学会に参加し、数十年ぶりのダブリンの地でした。学会後には鉄道の旅でイギリス領の北アイルランドに足を延ばしました。通貨もイギリス領に入るとユーロからポンドに代わり、政情は複雑です。

アイルランドはイギリスの西方の島国で昔の日本のような自然豊かな農業国、国では教育に力を入れており、大学の施設は整っていて、数少ない国立大学は自国の学生の学費は無料とのこと。海外からの留学生の受け入れには力を入れており、EU諸国からの語学留学や修学旅行などにも積極的です。今回の学会会場となった国際会議場は、市のセンターに近く川沿いのモダンな建物、エスカレーターで総ガラスの面から川沿い、橋、港、町の展望が開けます。対岸には国立大学の広いキャンパスがあり、古い町並みが続き、私が宿泊した古い木造のホテルはその一角にあり、木造の階段が上に続き、三階の私の部屋はバストイレ付きで快適な空間でした。大通りには二階建てのバスが行き交い、街中にはストリートミュージシャン、そして、乞食も目につきました。聴けばタバコは高価で貧乏人はタバコには手をだせないとのこと。禁煙にはタバコの値上げが効果的のようです。日本では大学を法人化し補助金行政ですが、昔のように国公立大学の授業料を安くすれば公費の公明正大な活用となり、一挙両得になるのではと思いました。

最後に筆を置くにあたり、本書の執筆の機会を与えていただき、構成や内容に貴重な意見を頂きました彰国社、特に後藤武会長に心より感謝いたします。

田中正敏

（アイルランド島を旅して）

参考文献

『新制 建築計画』オーム社、一九五七
『改稿 住宅の衛生学』光生館、一九六三
「ガスコンロによる室内空気汚染」『空気清浄』9号、一九七一
『医療のソフトサイエンス』インダストリーランドセンター、一九七二
『人間・環境系 人間機能データブック』人間と技術社、一九七二
「輻射環境下被服色彩による人体の温熱反応」『公衆衛生』38号、一九七四
「騒音性難聴」『防衛衛生』22号、一九七五
「高温下防除用作業衣の人体に及ぼす影響」『公衆衛生』39号、一九七五
「体温の測定」『診断と治療』63号、一九七五
『住居と人間』人間と技術社、一九七八
「エスキモーの住環境」『公衆衛生』43号、一九七九
「ケベック市と冷房」『ビルの環境衛生管理』11号、一九八〇
「寒冷地における生活空間」『ビルの環境衛生管理』9号、一九八〇
「循環機能評価に及ぼす気温の影響」『日本衛生学誌』35号、一九八一
『生理人類学入門』南江堂、一九八一

「英国の私的医療」『日本医事新報』3037号、一九八二
「寒冷曝露時及び回復時の心拍数、体温変動の特徴」『人類誌』90号、一九八二
「住まいの快適性」『こーむてん』一九八三・一月号
「老人の住まい」『建築文化』一九八三・二月号
「某工場労働者の生活・運動習慣と身体機能」『労働科学』60号、一九八四
「日本における偶発性低体温症の現況」『老年医誌』22号、一九八五
「老人の体温―老人ホームにおける事例から」『保健の科学』28号、一九八六
「偶発性低体温症の現況」『日生気誌』23号、一九八六
『人間の寒さへの適応』技報堂出版、一九八六
『高年令者の新しい健康評価と労働』高年齢者雇用開発協会、一九八六
『建物をめぐる水の話』井上書院、一九八六
『人間機能のバイオメカニズム』工業調査会、一九八七
『セミナー健康住居学』清文社、一九八七
『住宅白書』ドメス出版、一九八七
『新・生活の衛生学』労働科学研究所出版部、一九八七
『建築環境設備学』彰国社、一九八八
『新・保健体育』大原出版、一九八八

『近未来の人間科学事典』朝倉書店、一九八八
『住環境とヒト』井上書院、一九八八
『新版 繊維製品消費科学ハンドブック』光生館、一九八八
「特別養護老人ホーム入所者の睡眠中の体動に及ぼす室温の影響」『日本衛生学雑誌』42号、一九八八
「ハイテク産業職の温熱環境についての調査研究」『産業医学ジャーナル』12号、一九八九
「地域の老人医療、福祉センターとしての老人病院計画」『新医療』16号、一九八九
『衛生・公衆衛生学』朝倉書店、一九八九
『人間‐熱環境系』日刊工業新聞社、一九八九
『病院の空気調和』日本病院設備協会、一九八九
『いま地域の住まいを考える』福島県土木部住宅課、一九八九
『プルミエ公衆衛生各論』医歯薬出版、一九八九
『ビル管理のための環境衛生入門』オーム社、一九九〇
『医事百般質疑応答 第17集』日本医事新報社、一九九〇
『気象病と季節病』富士レビオ、一九九一
『内科治療のポイント』日本医事新報社、一九九一
『寝室・寝具のダニ・カビ汚染』井上書院、一九九一
「住宅用給湯施設の使用感に関する実験的研究〈第2報〉シャワー・入浴」『空気調和・衛生工学会論

文集』45集、一九九一
「慢性関節リウマチと環境因子の関係 - 日本各地における悪化の訴え率の季節変動について」『公衆衛生』55号、一九九一
「騒音職場における騒音環境と聴力検診」『生理人類誌』一九九二 - 一一月号
「老人の電気カーペットによる低温熱傷」『老年医学』一九九二 - 一〇月号
「高齢者の生活動作能力と体温にかかわる温熱環境 - 老人ホームの事例から」『日本公衆衛生誌』一九九二 - 一二月号
『生気象学の事典』朝倉書店、一九九二
『薬学領域の公衆衛生学』南山堂、一九九三
「病棟の温熱環境に関する調査」『病院設備』一九九四 - 二月号
『高齢者のための建築環境』彰国社、一九九四
『最新内科学大系75巻』中山書店、一九九四
『建築・都市の水環境調査法』丸善出版、一九九五
『ビルの環境衛生管理』ビル管理教育センター、一九九六
『お湯まわりのはなし』TOTO出版、一九九六
『TEXT公衆衛生・予防医学』、南山堂、一九九六
『衛生・公衆衛生学 - 社会と健康』杏林書院、一九九六

『衛生・公衆衛生学‐環境と健康』杏林書院、一九九六
『快適職場づくりハンドブック』中央労働災害防止協会、一九九六
『人と水のかかわり』理工図書、一九九六
『ＥＢＭ現代内科学』金芳堂、一九九七
『産業医の職務Ｑ＆Ａ　改訂版』産業医学振興財団、一九九七
「自動車内での熱中症‐夏期における車内温度の変化と人体に及ぼす影響」『からだの科学』一九六号、一九九七
「高齢者の需要度からみた在宅福祉サービスの業務特性と関連要因」『厚生の指標』一九九七‐一一月号
『産業医実践ガイド』文光堂、一九九八
『図解　空調・給排水の大百科』オーム社、一九九八
『快適職場づくりガイドブック』中央労働災害防止協会、一九九九
『建築人間工学事典』彰国社、一九九九
「冷却塔冷却水と開放系環境水におけるレジオネラ属菌の検出状況」『福島県保健衛生情報』一九九九‐一月号
「温熱衛生からみた茅葺き家屋の居住性能」『日本衛生学誌』二〇〇〇‐二月号
『環境衛生管理技術体系　有害微生物管理技術』フジ・テクノシステム、二〇〇〇
『新・産業安全ハンドブック』中央労働災害防止協会、二〇〇〇

『体温の基礎と臨床』医学図書出版、二〇〇〇
『室内化学物質汚染‐シックハウスの実態と対応』松香堂、二〇〇一
『高齢社会へのステップ』杏林書院、二〇〇一
『建築が病院を健院に変える』彰国社、二〇〇二
『社会医学用語辞典』朝倉書店、二〇〇二
『スタンダード公衆衛生学』文光堂、二〇〇二
「ウズベキスタンの医療」『日本医師会誌』二〇〇四‐九月号
「社会・生活活動における日常生活習慣と健康」『福島学院大学研究紀要』38集、二〇〇六
「高齢者における温熱環境について」『ＡＬＩＡ ＮＥＷＳ』96巻、二〇〇六
『世界がキューバ医療を手本にするわけ』築地書館、二〇〇七
「学生の健康に関するアンケート調査から」『福島学院大学研究紀要』39集、二〇〇七
『イギリスの医療は問いかける』医学書院、二〇〇八
『どうなる日本の医学・医療』新潟日報事業社、二〇〇九
「健康にかかわる、風土、そして居住環境について」『福島学院大学研究紀要』41集、二〇〇九
『シックハウス症候群に関する相談と対策マニュアル』日本公衆衛生協会、二〇〇九
「福島市の戸建住宅における居住環境と健康状態についてのアンケート調査」『厚生の指標』二〇一二‐三月号

「大震災と人災」『産業医学ジャーナル』二〇一一・一月号
「福島市における応急仮設住宅の居住環境の現状と対策」『雪工学会誌』29巻一一〇号、二〇一三
『遠未来の人びととの絆』東京図書出版、二〇一四
『建築家の心象風景②』風土社、二〇一四
『住まいと人と環境』技報堂出版、二〇一五
『トイレ学大事典』柏書房、二〇一五
『東日本大震災合同調査報告・建築編8 建築設備・建築環境』丸善出版、二〇一五
『水力発電が日本を救う』東洋経済新報社、二〇一六
「東日本大震災後の初めてのあつまり」『学士会会報』一〇六号、新潟大学医学部学士会、二〇一六
「私の半生、徒然なるままに」『ビルと環境』一六〇号、二〇一八
「科学的エビデンスに基づく『新シックハウス症候群に関する相談と対策マニュアル（改訂新版）』を作成して」『日本衛生学誌』二〇一八・一月号
『熱中症　環境保健マニュアル 2018』環境省、二〇一八

著者紹介

田 中 正 敏(たなか まさとし)
福島県立医科大学名誉教授
医師、一級建築士、労働衛生コンサルタント

1936年 生まれ、新潟県村上市出身
新潟大学医学部医学科卒業／明治大学第二工学部建築学科卒業／国立公衆衛生院医学専攻科修了／東京医科歯科大学大学院(博士課程)修了(医学博士)
主な職歴
東京医科歯科大学非常勤講師／防衛庁陸上自衛隊衛生学校教官／ケベック大学健康科学研究所勤務 研究員(カナダ)／昭和大学医学部助教授／ノッティンガム大学研究留学(イギリス)／福島県立医科大学教授(衛生学講座)／フランス国立科学研究センター 研究留学(ストラスブール)／福島県立医科大学名誉教授／福島学院大学教授 など
主な受賞
1971年 彰国社主催第5回懸賞論文入賞／1983年 上條奨学賞／1994年 空気調和・衛生工学会学会賞(共同受賞)／2001年 日本生理人類学会学会賞／2004年 厚生労働統計協会川井記念賞(共同受賞) など。

健康は住まいがつくる 医者・建築家と描く超高齢社会の暮らし方処方箋
2018年10月10日 第1版 発 行

著作権者との協定により検印省略

著 者 田 中 正 敏
発行者 下 出 雅 徳
発行所 株式会社 **彰 国 社**

自然科学書協会会員
工学書協会会員

162-0067 東京都新宿区富久町8-21
電 話 03-3359-3231(大代表)
振替口座 00160-2-173401

Printed in Japan

印刷：壮光舎印刷 製本：ブロケード

ISBN 978-4-395-32121-6 C0047 http://www.shokokusha.co.jp